肿瘤免疫治疗百问百答

Q&A

主　编　陆　舜
副主编　虞永峰　董晓荣　赵明芳

编　者（按姓氏汉语拼音排序）

艾星浩　上海交通大学附属胸科医院	马　芳　中南大学湘雅二医院
常建华　中国医学科学院肿瘤医院深圳医院	聂伟伟　山东省千佛山医院
褚　倩　华中科技大学同济医学院附属同济医院	沈　波　江苏省肿瘤医院
	王　俊　山东省千佛山医院
董晓荣　华中科技大学同济医学院附属协和医院	王　燕　中国医学科学院肿瘤医院
	王慧娟　河南省肿瘤医院
方文峰　中山大学附属肿瘤医院	王立峰　南京大学医学院附属鼓楼医院
郭　卉　西安交通大学第一附属医院	王玉艳　北京大学肿瘤医院
黄　岩　中山大学附属肿瘤医院	信　涛　哈尔滨医科大学附属第二医院
黄鼎智　天津市肿瘤医院	虞永峰　上海交通大学附属胸科医院
李子明　上海交通大学附属胸科医院	张瑞光　华中科技大学同济医学院附属协和医院
林　根　福建省肿瘤医院	
刘安文　南昌大学第二附属医院	赵明芳　中国医科大学附属第一医院
刘雨桃　中国医学科学院肿瘤医院	周　清　广东省人民医院
刘哲峰　中国人民解放军总医院	卓明磊　北京大学肿瘤医院
陆　舜　上海交通大学附属胸科医院	

人民卫生出版社
·北京·

图书在版编目（CIP）数据

肿瘤免疫治疗百问百答 / 陆舜主编 . —北京：人
民卫生出版社，2023.6
ISBN 978-7-117-34996-3

Ⅰ. ①肿⋯ Ⅱ. ①陆⋯ Ⅲ. ①肿瘤免疫疗法 – 问题解
答 Ⅳ. ①R730.51-44

中国国家版本馆 CIP 数据核字（2023）第 106830 号

人卫智网	www.ipmph.com	医学教育、学术、考试、健康，
		购书智慧智能综合服务平台
人卫官网	www.pmph.com	人卫官方资讯发布平台

肿瘤免疫治疗百问百答
Zhongliu Mianyi Zhiliao Baiwenbaida

主　　编：陆　舜
出版发行：人民卫生出版社（中继线 010-59780011）
地　　址：北京市朝阳区潘家园南里 19 号
邮　　编：100021
E - mail：pmph @ pmph.com
购书热线：010-59787592　010-59787584　010-65264830
印　　刷：北京顶佳世纪印刷有限公司
经　　销：新华书店
开　　本：710 × 1000　1/16　印张：9.5
字　　数：166 千字
版　　次：2023 年 6 月第 1 版
印　　次：2023 年 7 月第 1 次印刷
标准书号：ISBN 978-7-117-34996-3
定　　价：69.00 元
打击盗版举报电话：010-59787491　E-mail：WQ @ pmph.com
质量问题联系电话：010-59787234　E-mail：zhiliang @ pmph.com
数字融合服务电话：4001118166　E-mail：zengzhi @ pmph.com

主编简介

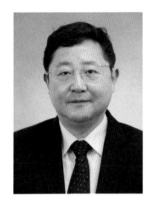

陆舜，临床医学博士，主任医师，博士研究生导师，国家重点专项首席专家，国务院政府特殊津贴获得者，国家卫生健康突出贡献中青年专家，二级教授，上海市领军人才，上海市优秀学术带头人。目前任上海交通大学附属胸科医院肿瘤科主任，上海市肺部肿瘤临床医学中心主任。作为第一负责人承担科技部重点专项、科技部国际合作专项、国家自然科学基金重点肺癌研究专项，以及国家自然科学基金重点项目和面上项目等多项课题。获得 2019 年度"国之名医"称号，获得上海市劳动模范称号，作为第一负责人获得上海市科技进步奖一等奖、中国抗癌协会科技奖一等奖、中华医学科技奖二等奖、华夏医学科技奖二等奖、上海医学科技奖一等奖等。作为第一作者或通讯作者发表论文及论著 200 余篇，其中被 SCI 收录 120 余篇。论文发表在包括 Lancet Oncol、Lancet Respir Med、JAMA Oncol、J Clin Oncol、J Thorac Oncol、Nat Commun、Proc Natl Acad Sci USA、Ann Oncol、Clin Cancer Res 等知名杂志，总影响因子（IF）800。目前担任美国临床肿瘤学会（ASCO）亚太区协会中国代表、国际肺癌研究会官方杂志 J Thorac Oncol 副主编、Lung Cancer 杂志副主编、Oncologist 杂志编委。担任第十届中华医学会肿瘤学会常务委员、中国抗癌协会肺癌专业委员会第五届主任委员、中国临床肿瘤学会（CSCO）常务理事、北京市希思科临床肿瘤学研究基金会副理事长、第十届上海市医学会理事及肿瘤学分会主任委员、上海市医学会肿瘤专科分会会长。

陆舜先生示书于我,是他和一众青年才俊心血凝就的《肿瘤免疫治疗百问百答》。

以对话体为书,古今中外皆有之。

先秦的《论语》,孔子和弟子们的对话,诠释了他们的伦理思想道德观。

柏拉图的《理想国》,公平正义在与苏格拉底对话中淋漓尽现。

罗列种种,对话体应是思想家天马行空式的思想火花或发散思维的最佳载体。

但,医学呢?

以愚之见,在医学领域,最适合对话体的,是那些急需让患者了解的知识,是那些需要在碎片化时间里迅速掌握要点的知识。

将洋洋洒洒鸿篇巨制的学术论著化解为基层医生和患者能看得懂的文字,这样的医学才是接地气的、服务于大众的医学。

对话体的编撰,难,在于要会提问题。

免疫治疗百问百答,将新近兴起的、庙堂民间均关注的克癌利器——免疫检查点抑制剂的方方面面,用一种亲切的、平等的、简单易懂的语言娓娓道来,让人在不知不觉中学习了知识,掌握了要义。

譬如,PD-L1 高表达(≥50%)的患者是使用免疫单药还是免疫联合化疗?

又譬如,高龄患者使用免疫治疗的注意事项?

再譬如,糖尿病和慢性肾功能不全的患者能使用免疫治疗吗?

看着这些问题,作为医者或患者,你是否有先睹为快的冲动?

或是,发自内心的共鸣——这正是我急需了解的啊!

陆舜先生和一众编者,是我熟悉的一批活跃于肿瘤领域的中青年专家,他们引经据典的回答,无形之中将学术的质感和通俗易懂的文字有机结合起来,尤其是每一问答最后的"编者观点",几乎是一锤定音式的总结,有理、有据、有信、有高度!

是以,我向读者,向需要了解癌症免疫治疗方方面面的读者们,隆重推荐此书!

吴一龙

2023 年 2 月 24 日凌晨 1 点

前言

临床肿瘤学在最近十年得到了飞速发展,各种药物和临床研究数据不断更新。尤其是免疫疗法在肿瘤治疗领域异军突起,已经成为继手术、放疗、化疗和靶向治疗之后具有里程碑意义的崭新治疗模式。以免疫检查点抑制剂为代表的免疫治疗药物已经快速从临床研究走向临床实践。免疫疗法具有突出的疗效和良好的耐受性。免疫单药方案和免疫联合方案给临床医师提供了更多的治疗选择,为更多患者带来生存获益。

免疫治疗作为新生事物在带来机遇的同时,也给临床医师带来诸多挑战。譬如,哪些患者是免疫治疗真正的获益人群? 合并其他疾病的患者能否接受免疫治疗? 免疫治疗引起的相关不良反应该如何处理? 如何正确应对免疫治疗的耐药? 对于这些亟须回答的问题,虽然目前有相关的指南和共识可以作为参考,但是它们只能给予纲要性的总体指导原则。临床一线的医务人员需要更加针对性的具体答疑。

基于目前在真实世界中积累的大量临床经验和面临的实际问题,我们组织全国肿瘤界著名专家创建了肿瘤免疫治疗"百问百答"系列全国巡讲,从循证医学证据出发,对近百个贴近临床需求的肿瘤免疫治疗问题逐一解答。总计 16 场全国巡讲和现场直播,全国数十家医院的专科医师在线收看,平均每场线上点击超一千人次,多家媒体进行了后续播报,社会反响热烈。作为对肿瘤免疫治疗"百问百答"系列全国巡讲的一个梳理,专家团队总结了前期全国巡讲积累的经验,凝练完成了《肿瘤免疫治疗百问百答》一书。

本书分四个章节,分别逐一回答临床疑难问题:肿瘤免疫治疗临床诊治策略的优化、合并其他疾病及合并用药对免疫治疗的影响、免疫治疗相关不良反应(irAE)的临床管理和免疫治疗的给药方式及耐药处理、疗效预测和评估。希望本书既能帮助解决具有代表性的诊疗难题,又传递肿瘤免疫治疗领域的新进展,有助于肿瘤专科医师在免疫治疗领域诊治水平的提高。

本书出版得到了全国 30 余位临床肿瘤领域专家的大力支持,华中科技大

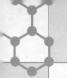

学同济医学院附属协和医院的董晓荣主任、中国医科大学附属第一医院的赵明芳主任和上海交通大学附属胸科医院的虞永峰主任担任本书副主编,对全书的编写、整理作出了重要贡献,在此表示感谢!

　　本书难免有不完善、不当之处,敬请读者指正!

上海市胸科医院

2023 年 3 月于上海

目录

Q&A 第一章　肿瘤免疫治疗临床诊治策略的优化 ················· 1

第一节　不同程序性死亡受体配体 1（PD-L1）表达水平患者的
　　　　免疫治疗策略 ·· 1

Q1　PD-L1 作为伴随诊断的意义 ·························· 1

Q2　免疫单药治疗 PD-L1 ≥ 1% NSCLC 的真实世界研究数据 ·········· 2

Q3　PD-L1 1%~49% 的晚期 NSCLC 患者是使用免疫单药还是
　　免疫联合化疗？ ·· 4

Q4　PD-L1 高表达（≥ 50%）的患者是使用免疫单药还是
　　免疫联合化疗？ ·· 5

Q5　PD-L1 阴性的晚期 NSCLC 是使用化疗联合免疫还是
　　化疗联合抗血管生成治疗？ ······································ 7

Q6　PD-L1 阴性的晚期 NSCLC 人群从免疫治疗中有何获益？ ·········· 11

Q7　PD-L1 淋巴结高阳性表达和原发灶阳性表达的免疫疗效
　　数据有何差异？ ·· 12

第二节　不同病理组织学类型肿瘤患者的免疫治疗策略 ················ 13

Q8　大细胞神经内分泌癌应该按照什么癌种的方案进行治疗？ ········· 13

Q9　肺母细胞瘤可以使用免疫治疗吗？ ·························· 14

Q10　肺黏液腺癌免疫治疗能否获益？ ·························· 15

Q11　肺淋巴上皮瘤样癌免疫治疗能否获益？ ····················· 17

Q12　原发食管鳞癌和肺鳞癌共病患者免疫治疗有何注意要点？ ········· 19

第三节　驱动基因阳性患者的免疫治疗策略 ························· 20

Q13　*ROS1* 阳性肺癌患者可以使用免疫治疗吗？ ·················· 20

Q14　*MET* 14 外显子跳跃突变的晚期 NSCLC 患者可以使用
　　　免疫治疗吗？ ·· 21

Q15　*BRAF* 突变耐药的晚期 NSCLC 患者可以使用免疫治疗吗？ ……… 23

Q16　*EGFR* 突变耐药患者有免疫治疗方案可选吗？ …………… 24

Q17　驱动基因阳性患者能否靶向治疗和免疫治疗有机结合？ …… 28

第四节　脑转移、肝转移、骨转移和高龄肿瘤患者的免疫治疗策略 ……… 30

Q18　免疫检查点抑制剂的血脑屏障穿透能力怎么样？ ………… 30

Q19　伴脑转移晚期 NSCLC 患者免疫治疗发挥作用的机制 ……… 31

Q20　肝转移的晚期 NSCLC 患者免疫治疗能否获益？ ………… 32

Q21　肺腺癌伴有多发骨转移的患者免疫治疗能否获益？ ……… 34

Q22　高龄患者使用免疫治疗的注意事项 …………………… 34

第二章　合并其他疾病及合并用药对免疫治疗的影响 ……… 36

第一节　合并其他疾病对免疫治疗的影响 ……………………… 36

Q23　肌钙蛋白多少以上不能使用免疫治疗？ ………………… 36

Q24　冠脉支架植入的患者能使用免疫治疗吗？ ……………… 37

Q25　装有心脏起搏器的患者能使用免疫治疗吗？ …………… 39

Q26　脑积水的晚期 NSCLC 的患者能否使用免疫治疗？ ……… 40

Q27　糖尿病和慢性肾功能不全的患者能使用免疫治疗吗？ …… 41

Q28　尿常规检测异常的患者使用免疫治疗有禁忌吗？ ……… 43

Q29　有间质性肺炎的晚期 NSCLC 患者能使用免疫治疗吗？ …… 45

Q30　血小板低的患者能使用免疫治疗吗？ …………………… 46

Q31　甲状腺功能亢进的患者能使用免疫治疗吗？ …………… 46

Q32　风湿性疾病合并肺癌能使用免疫治疗吗？ ……………… 48

Q33　合并 HIV/HBV/HCV 感染的患者能否使用免疫治疗？ …… 49

Q34　乙肝抗原阳性患者使用免疫治疗病毒载量的安全范围 …… 51

Q35　带状疱疹患者能否使用免疫治疗？ ……………………… 52

Q36　有肺结核的晚期肺癌患者能否使用免疫治疗？ ………… 53

Q37　发热的患者使用免疫治疗是否对疗效有影响？ ………… 54

第二节　合并用药及对免疫治疗疗效的影响 …………………… 55

Q38　注射对比剂会对免疫药物产生影响吗？ ………………… 55

Q39　使用地塞米松治疗皮肌炎的患者对免疫治疗有影响吗？ … 57

Q40　激素和抗生素的使用剂量对于免疫治疗疗效的影响 …… 58

Q41　免疫检查点抑制剂和抗生素使用的间隔时间 …………… 60

Q42 干扰素、白介素、胸腺肽等药物能否和免疫检查点抑制剂
     同时使用？ ……………………………………………………… 61

Q43 接受免疫治疗的患者能否接种疫苗？ ……………………… 62

Q44 麻醉药品与免疫治疗药物之间有何相互影响？ …………… 64

Q45 使用免疫治疗药物期间能否服用中药？ …………………… 66

Q&A 第三章　免疫治疗相关不良反应（irAE）的临床管理 ………… 69

第一节　免疫治疗的内分泌毒性管理 …………………………………… 69

Q46 免疫治疗多久后需要检测激素水平？ ……………………… 69

Q47 免疫治疗引起的甲状腺功能减退及临床处理 ……………… 70

Q48 免疫治疗能否引起皮质类固醇增高？ ……………………… 70

Q49 免疫治疗引起的皮质类固醇功能减退及临床处理 ………… 71

Q50 免疫治疗引起的糖尿病及临床处理 ………………………… 72

Q51 免疫治疗会引起淋巴细胞减少吗？ ………………………… 73

第二节　免疫治疗的皮肤毒性管理 ……………………………………… 75

Q52 免疫治疗引起的白癜风及临床处理 ………………………… 75

Q53 免疫治疗引起的口腔炎及临床处理 ………………………… 77

第三节　免疫治疗的肺毒性管理 ………………………………………… 78

Q54 免疫治疗相关肺炎及临床处理 ……………………………… 78

Q55 肺部纤维化的患者免疫治疗是否增加肺炎发生风险？ …… 80

Q56 发生免疫治疗相关肺炎的患者什么情况下能够免疫再挑战？ … 81

第四节　免疫治疗的胃肠毒性管理 ……………………………………… 82

Q57 免疫治疗能否引起食欲下降？ ……………………………… 82

Q58 免疫治疗引起的腹泻及临床处理 …………………………… 84

Q59 改善肠道微生物状态能否降低 irAE 的发生率？ ………… 86

第五节　免疫治疗的骨关节与肌毒性管理 ……………………………… 86

Q60 使用免疫检查点抑制剂后出现重症肌无力应如何处理？ … 86

Q61 免疫治疗相关骨关节疼痛如何诊断？ ……………………… 87

Q62 免疫治疗会影响骨愈合吗？ ………………………………… 87

Q63 发生免疫相关肌炎和心肌炎的患者什么情况下能够
     免疫再挑战？ …………………………………………………… 89

第六节　免疫治疗的其他毒性管理 ················ 91

Q64　免疫治疗导致的肾炎和骨髓抑制及临床处理 ············ 91

Q65　免疫治疗引起的血小板升高及临床处理 ················· 94

Q66　免疫治疗引起嗜酸性粒细胞增多及临床处理 ············ 95

Q67　免疫治疗是否会引起高热? ······························· 96

Q68　免疫治疗出现眼毒性的患者激素推荐用量 ············· 97

Q69　免疫治疗引起眼底出血还能继续用吗? ················· 99

Q70　免疫治疗引起的脑损伤及临床处理 ····················· 99

Q71　3~5 级免疫治疗相关不良反应治疗后什么情况下可
重启免疫治疗? ·· 101

Q72　短期类固醇治疗免疫治疗相关不良反应对免疫治疗预后的影响 ··· 104

Q73　免疫药物减量使用能否降低不良反应发生? 哪些患者
考虑减量方案? ·· 105

Q74　不同免疫药物的不良反应之间的差异 ··················· 108

**🅰 第四章　免疫治疗的给药方式及耐药处理、
疗效预测和评估** ···································· 110

第一节　免疫治疗的给药方式及耐药处理 ················ 110

Q75　免疫治疗给药期间的动态监测指标 ····················· 110

Q76　免疫检查点抑制剂治疗能否使用留置针或者经外周静脉
穿刺的中心静脉导管输注? ·························· 111

Q77　免疫治疗联合化疗时的给药顺序 ······················· 112

Q78　PD-1 抑制剂和 PD-L1 抑制剂能否互换使用? ············ 114

Q79　PD-1/PD-L1 抑制剂使用满两年的患者是否继续使用? ··· 115

Q80　免疫治疗药物的剂量及治疗周期 ······················· 117

Q81　免疫治疗原发性耐药如何处理? ······················· 118

Q82　免疫治疗继发性耐药如何处理? ······················· 119

第二节　免疫治疗的疗效预测和评估 ···················· 120

Q83　TMB 对临床选择免疫治疗的意义 ······················ 120

Q84　能够预测免疫治疗疗效的指标 ··························· 123

Q85　免疫治疗获得长生存患者的特征 ······················· 125

Q86　免疫治疗期间一般多久评估一次? ····················· 127

Q87　免疫治疗疗效的评估标准如何指导临床实践？ ………………… 128

Q88　如何解读免疫治疗临床试验的研究终点？ ………………… 130

Q89　如何判断免疫治疗是否出现超进展或假性进展？ ………………… 131

参考文献 ……………………………………………………………… 133

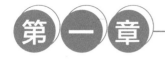

肿瘤免疫治疗临床诊治策略的优化

第一节 | 不同程序性死亡受体配体 1（PD-L1）表达水平患者的免疫治疗策略

❶ 1 PD-L1 作为伴随诊断的意义

免疫治疗，尤其是免疫检查点抑制剂（immune checkpoint inhibitor，ICI），重塑了肿瘤治疗模式。国内外多个临床指南均推荐程序性死亡受体配体 1（PD-L1）作为肿瘤免疫治疗的生物标志物，用于指导临床筛选适宜人群及预测治疗疗效。PD-L1 的免疫组织化学检测抗体克隆主要有 22C3、28-8、SP142 和 SP263，检测平台主要包括 DAKO 和 Ventana 平台。对于 PD-L1 阳性率的判定方法主要有肿瘤细胞阳性比例评分（Tumor Proportion Score，TPS）、肿瘤细胞阳性率（TC）和肿瘤相关免疫细胞阳性率（IC）。不同类型的免疫治疗药物对应不同的 PD-L1 检测抗体克隆及检测平台，其中美国食品药品监督管理局（Food and Drug Administration，FDA）和国家药品监督管理局（National Medical Products Administration，NMPA）批准使用的帕博利珠单抗的检测试剂盒为 PD-L1 IHC 22C3（DAKO），阿替利珠单抗为 PD-L1 IHC SP142（Ventana）。目前 FDA 和 NMPA 批准 PD-L1 阳性（TPS≥1%）作为伴随诊断用于帕博利珠单抗一线单药治疗晚期无驱动基因的非小细胞肺癌（NSCLC）患者，PD-L1 TC≥50% 或 IC≥10% 作为伴随诊断用于阿替利珠单抗一线单药治疗晚期无驱动基因的 NSCLC 患者。

KEYNOTE-024 研究共纳入了 305 例 PD-L1 TPS≥50% 的晚期 NSCLC 患者，研究发现帕博利珠单抗组无进展生存期（PFS）中位数（10.3 个月 vs. 6.0 个月）、总生存期（OS）中位数（26.3 个月 vs. 13.4 个月），以及 5 年生存率（31.9% vs. 16.3%）均明显高于化疗组。KEYNOTE-042 研究进一步评价了帕博利珠单抗在 PD-L1 TPS≥1% 晚期 NSCLC 患者的疗效。结果显示帕博利珠单抗组 OS 中位数（16.7 个月 vs. 12.1 个月）高于化疗组，且安全性与既往研究中观察到的一致。亚组分析显示，PD-L1 TPS≥50% 的人群，帕博利珠单抗组较化疗组的 OS 及 PFS 均获益改善（mOS：20.0 个月 vs. 12.2 个月，mPFS：7.1 个月 vs. 6.4 个月），再次验证了 KEYNOTE-024 的研究结果。而 PD-L1 TPS 为 1%~49% 的人群应用帕博利珠单抗与化疗 OS 及 PFS 无明显差异（mOS：13.4 个月 vs. 12.1 个月，mPFS：5.4 个月 vs. 6.5 个月）。KEYNOTE-010 研究共纳入了 1 033 例 PD-L1 TPS≥1% 的晚期 NSCLC 患者，结果显示，与化疗组相比，不同剂量帕博利珠单抗组 OS 均获益显著（2mg/kg、10mg/kg 和化疗的 mOS 分别为 10.4 个月、12.7 个月和 8.5 个月），PFS 中位数三组间无显著差异（2mg/kg、10mg/kg 和化疗组分别为 3.9 个月、4.0 个月和 4.0 个月）。PD-L1 TPS≥50% 亚组分析显示，与化疗组相比，不同剂量帕博利珠单抗组 OS 及 PFS 均获益显著。基于 KEYNOTE-024、KEYNOTE-042 研究和 KEYNOTE-010 研究，FDA 和 NMPA 批准帕博利珠单抗作为 PD-L1 TPS≥1% 且 EGFR/ALK 阴性的Ⅳ期 NSCLC 患者的一线治疗。

IMpower110 研究结果显示，与铂类药物化疗比较，接受阿替利珠单抗治疗的 PD-L1 高表达（TC≥50% 或 IC≥10%）患者的客观缓解率（ORR）（38.3% vs. 28.6%）、PFS 中位数（8.1 个月 vs. 5.0 个月），以及 OS 中位数（20.2 个月 vs. 13.1 个月）均得到改善。基于该项研究，FDA 和 NMPA 批准阿替利珠单抗作为 PD-L1 高表达（TC≥50% 或 IC≥10%）且 EGFR/ALK 阴性的Ⅳ期 NSCLC 患者的一线治疗。

【编者观点】

临床研究结果表明 PD-L1 表达水平与大多数 PD-1/PD-L1 单抗疗效呈正相关，在预测疗效方面有重要意义，部分特定抗体获批为免疫治疗的伴随诊断。但 PD-L1 表达水平作为肿瘤免疫治疗的预测标志物仍有不足，并不能有效预测部分免疫检查点抑制剂的疗效，如纳武利尤单抗，部分 PD-L1 阴性患者免疫治疗亦有效。更精准的疗效预测标志物需要探索免疫应答过程的多组学特征。

2　免疫单药治疗 PD-L1≥1% NSCLC 的真实世界研究数据

免疫单药用于晚期 NSCLC 的一线治疗，目前国内外获批的仅有帕博利珠单抗和阿替利珠单抗两种药物。目前帕博利珠单抗积累了更多的真实世界研究数据，但目前所发表的 17 项真实世界研究都聚焦于帕博利珠单抗单药一线用于 PD-L1≥50% NSCLC 人群。迄今还没有帕博利珠单抗单药一线用于 PD-L1

1%~49% NSCLC 人群的真实世界研究报道。阿替利珠单抗单药用于 PD-L1 高表达(TC≥50%)的 NSCLC 患者的真实世界研究尚未见报道。

来自法国的回顾性真实世界研究显示,在 108 例 PD-L1≥50% 且 EGFR/ALK 阴性的晚期 NSCLC 患者中,接受帕博利珠单抗单药一线治疗的 PFS、OS、ORR、疾病控制率(DCR)、不良事件发生率等指标与 KEYNOTE-024 保持一致。已发表的同类真实世界研究均表明,在 PD-L1≥50% 的人群中,帕博利珠单抗单药一线治疗的 ORR 为 44.4%~57.1%,mPFS 为 6.5~10.1 个月,mOS 为 15.2~26.3 个月。

美国研究人员借助 Flatiron Health 电子病历数据库,对一线接受 PD-1 抑制剂单药或者 PD-1 抑制剂联合化疗治疗的 PD-L1 高表达晚期 NSCLC 患者进行随访,研究结果表明,两组之间的 OS 和 PFS 均无显著差异。以色列研究人员借助 4 个癌症中心的电子数据库,在 PD-L1≥50% 的晚期 NSCLC 患者中对比帕博利珠单抗单药治疗与帕博利珠单抗联合铂类化疗的疗效。结果显示,未观察到两组治疗的长期结果存在统计学差异。国内外开展的多项真实世界研究都表明,对于 PD-L1≥50% 的 NSCLC 患者,PD-1 抑制剂联合化疗并没有为患者带来进一步获益,联合化疗组和免疫单药两组的 OS 和 PFS 没有达到显著的统计学差异,而且 PD-1 抑制剂联合化疗引发的不良反应明显升高,安全性问题不容忽视。

中山大学肿瘤防治中心张力教授等采用荟萃分析对帕博利珠单抗治疗联合化疗与帕博利珠单抗单药治疗进行了间接比较,结果显示对于肿瘤体积较大的患者,使用免疫治疗联合化疗会产生更持久的应答反应,但对于肿瘤体积较小或者 PD-L1 高表达的患者,使用免疫单药治疗更加适合。

【编者观点】

帕博利珠单抗已在国内外获批单药一线治疗 PD-L1 表达阳性(TPS≥1%)的晚期 NSCLC,但是目前更倾向于单药一线治疗 PD-L1≥50% 的 NSCLC。从目前质量相对较高的真实世界研究中发现,帕博利珠单抗单药一线治疗的获益与临床研究保持一致。PD-L1≥50% 的 NSCLC 患者接受免疫联合化疗没有带来进一步生存获益,OS 和 PFS 差异无统计学意义。联合化疗易引发更多的不良反应,患者生活质量下降,化疗的主要作用是提高近期疗效,而免疫治疗在延长生存方面贡献更多。

ℚ 3　PD-L1 1%~49% 的晚期 NSCLC 患者是使用免疫单药还是免疫联合化疗?

2021 年,FDA 一项研究(图 1-1-1,图 1-1-2)对 8 项免疫联合化疗对比免疫单药治疗晚期 / 转移性 NSCLC 患者的随机对照试验(RCT)进行分析,发现在 PD-L1 1%~49% 人群中,免疫联合化疗较免疫单药可显著改善 mOS[21.4 个月 vs. 14.5 个月,危险比(HR)=0.68(0.52~0.90)] 及 mPFS[7.7 个月 vs. 4.2 个月,HR=0.60(0.48~0.76)]。因此,对于 PD-L1 1%~49% 的患者人群,目前一致认为免疫联合化疗较免疫单药更具 PFS 及 OS 获益优势,是这类患者的治疗首选。美国国家综合癌症网络(NCCN)NSCLC 临床实践指南(2022. V3)推荐的首选治疗方案为帕博利珠单抗 + 化疗(IO+chemo),免疫单药仅在特定情

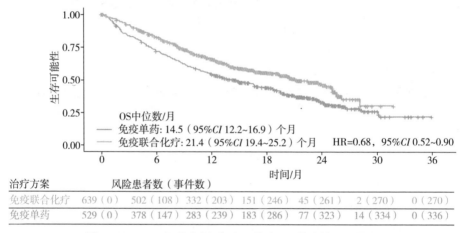

治疗方案	风险患者数(事件数)						
免疫联合化疗	639(0)	502(108)	332(203)	151(246)	45(261)	2(270)	0(270)
免疫单药	529(0)	378(147)	283(239)	183(286)	77(323)	14(334)	0(336)

图 1-1-1　FDA 汇总分析:免疫 + 化疗 vs. 化疗的 OS 结局

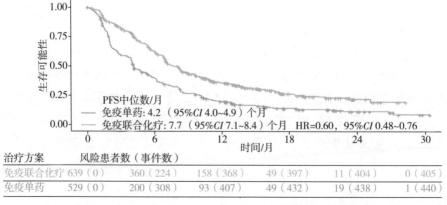

治疗方案	风险患者数(事件数)					
免疫联合化疗	639(0)	360(224)	158(368)	49(397)	11(404)	0(405)
免疫单药	529(0)	200(308)	93(407)	49(432)	19(438)	1(440)

图 1-1-2　FDA 汇总分析:免疫 + 化疗 vs. 化疗的 PFS 结局

况下使用。

关注特殊人群/相关因素对免疫治疗方案选择的影响：首先，在为患者进行治疗方案决策时，需要关注年龄对免疫治疗获益的影响。2022年的FDA汇总分析显示，在高龄（≥75岁）PD-L1≥50%人群中，免疫联合化疗相较于免疫单药并未带来OS及PFS获益。其次，已有研究证实淋巴结PD-L1表达对免疫单药疗效的预测价值极低，故不应选用淋巴结标本进行PD-L1表达检测。

【编者观点】

目前尚无PD-L1 1%~49%的晚期NSCLC患者使用免疫联合化疗对比免疫单药的头对头研究，2021年FDA汇总分析入选的8项研究中，其中免疫单药的数据只来源于2项研究（KEYNOTE-042、CHECKMATE-227），且该汇总分析中各研究的PD-L1检测方法并不一致，同时也未对免疫联合化疗与免疫单药的安全性和耐受性进行评估，因此证据级别有限。目前，之所以免疫联合化疗治疗PD-L1 1%~49%晚期NSCLC已经成为全球范围内各大指南的Ⅰ类推荐，主要是基于多项免疫联合化疗RCT的PD-L1 1%~49%亚组分析中，免疫联合化疗相比于单纯化疗无论是PFS还是OS都获得显著提升。因此，现阶段使用免疫联合化疗治疗PD-L1 1%~49%的晚期NSCLC没有争议。但针对特殊人群，例如高龄、PS（performance status）评分差、脏器功能不全、有化疗禁忌证的PD-L1 1%~49%的晚期NSCLC患者，则建议选择免疫单药治疗。

🄌 4　PD-L1高表达（≥50%）的患者是使用免疫单药还是免疫联合化疗？

基于KEYNOTE-024和KEYNOTE-042的研究，帕博利珠单抗单药已经成为PD-L1≥50%的晚期NSCLC患者的标准治疗；KEYNOTE-189和KEYNOTE-407研究成果也使得帕博利珠单抗与化疗联合治疗获批于PD-L1阳性人群。此外，RATIONALE307研究和ORIENT-11研究分别证实了替雷利珠单抗联合化疗和信迪利单抗联合化疗的临床疗效，Empower Lung-1研究则证明了西米普利单抗（cemiplimab）单药治疗的疗效。对于晚期NSCLC患者，免疫联合化疗和单药的治疗策略均取得了令人鼓舞的结果，但目前对于PD-L1表达≥50%的NSCLC患者，应该选择哪种治疗策略呢？

2022年6月ASCO会议口头报道了一项纳入12项RCT共3 189例PD-L1高表达NSCLC患者的研究，分析结果显示化疗联合免疫治疗组（n=455）和免疫单药组（n=1 298）的 OS 中位数分别为 25.0 个月和 20.9 个月（HR=0.82），PFS 中位数分别为 9.6 个月和 7.1 个月（HR=0.69），联合化疗组的 ORR 高于免疫单药组（61% vs. 43%）。此外，一篇纳入 22 项随机对照试验包括 4 289 名患者的网状荟萃分析结果也显示，与免疫单药相比，免疫联合化疗显著改善了 ORR 和 PFS，与另一篇纳入 14 项随机对照试验的荟萃分析的结果一致。在亚组分析中，对于非鳞状细胞癌、PD-1 抑制剂，以及接受一线治疗的患者，联合治疗在 ORR 和 PFS 显示出显著差异，但 OS 没有显著差异；然而在鳞状细胞癌、PD-L1 抑制剂及接受后线治疗的患者中，两组在 PFS、OS 和 ORR 之间没有差异。提示对于既往未治疗的非鳞状 NSCLC 患者，如果接受 PD-1 抑制剂联合化疗，PFS 更长，并且客观缓解率更高，可能治疗效果更好。

此外，一项通过比较 3 个月及 6 个月时 PFS 和 OS 率生存曲线差异的研究发现，帕博利珠单抗单药与化疗相比，3 个月及 6 个月 PFS 率几乎无明显差异，而在免疫联合化疗和单纯化疗的比较中则差异明显；另一项真实世界研究也发现免疫单药治疗组的生存曲线在起初一个月有明显下降，提示说明免疫单药治疗存在早期疾病进展 / 死亡风险，化疗联合免疫可能有助于防止部分患者发生早期疾病进展。免疫基础上增加化疗有助提升肿瘤反应率，在肿瘤负荷大或有症状的患者中至关重要，通过及时缩小病灶有助于增加生存机会。因此，对于有疾病症状，高肿瘤负担或预期并担心疾病会快速发展的肿瘤患者，可首选免疫联合化疗策略。

另一项基于真实世界数据的回顾性研究显示，免疫联合化疗（n=169）和免疫单药治疗（n=351）两组之间的 OS 和 PFS 没有显著差异（mOS：21.0 个月 vs. 22.1 个月；mPFS：10.8 个月 vs. 11.5 个月）。仅在 50 例不吸烟的小样本亚组中，联合治疗生存显著优于单药治疗。这项研究纳入的人群中，接受免疫单药治疗的 PD-L1 高表达非鳞状细胞 NSCLC 患者年龄较大，但诊断为Ⅳ期的患者偏少。2022 年 6 月 ASCO 会议公布的研究也表明，根据分层因素（包括年龄、性别、种族、ECOG PS 评分、组织学和吸烟状况）分析后，免疫单药治疗的疗效只在 75 岁以上老年患者更优，且在安全性方面，免疫单药治疗显著减少了治疗相关不良事件。提示免疫单药对于老年、肿瘤负荷较小的患者中，在降低不良反应发生率的同时，可获得与联合治疗相当的疗效。

从经济和疗效方面考虑，一篇比较帕博利珠单抗联合化疗与帕博利珠单抗单药在 PD-L1 表达≥50% 的转移性 NSCLC 患者中的经济效益比的文章指出：对于非鳞状细胞 NSCLC 患者，联合组比免疫单药有更长的预期寿命[质量调整生命年（QALY）3.24 年 vs. 2.16 年]和更高的医疗成本（341 237 美元 vs.

159 055 美元),增量成本 - 效果比(*ICER*)为 169 335 美元 / 年(以 QALY 计);对于鳞状 NSCLC 患者,联合组的预期寿命略微延长 0.22 年(以 QALY 计),成本增加为 3 449 美元,*ICER* 为 15 613 美元 / 年(以 QALY 计)。提示对于 PD-L1 表达≥50% 的转移性非鳞状细胞 NSCLC 患者,一线帕博利珠单抗联合化疗与免疫单药相比成本效益不高,但对于鳞状细胞 NSCLC 患者中,免疫联合化疗是一种经济有效的治疗方法。

【编者观点】

通过 KEYNOTE-024、KEYNOTE-198,以及一系列真实世界的研究,我们发现免疫联合化疗就像一把双刃剑,对于肿瘤负荷较大、症状较重、快速进展的患者,在患者可以耐受化疗的情况下,免疫联合化疗可以快速降低肿瘤负荷,让患者症状得到快速缓解。另一方面,免疫联合化疗容易增加治疗相关不良反应的发生率,且化疗药物对人体免疫系统有一定的抑制作用,是否可能降低免疫治疗的疗效尚不得而知。免疫单药治疗更适用于对于 75 岁以上、基础肿瘤负荷不大的患者,且可减少化疗带来的不良反应。此外,鉴于免疫治疗费用昂贵,治疗方案的经济效应比也应成为临床决策应考量的因素。

对 PD-L1 高表达的 NSCLC 患者,了解免疫单药治疗与免疫联合化疗各自的优势、合理分析化疗加入的时机及适宜人群,对制订临床决策十分重要。也期待正在进行中的比较抗 PD-1/PD-L1 单药与抗 PD-1/PD-L1 联合化疗的随机临床试验 INSIGNA 研究、PERSEE 研究结果能带来更充足的循证医学证据,帮助更合理地制订 PD-L1 高表达 NSCLC 患者的一线治疗方案。

⑤ 5 PD-L1 阴性的晚期 NSCLC 是使用化疗联合免疫还是化疗联合抗血管生成治疗?

当前尚无高等级循证医学证据对这一问题进行探讨,但来自大型随机对照试验的亚组分析、汇总分析,以及荟萃分析数据已让我们对该问题形成一些初步认识。

免疫 + 化疗用于 PD-L1 阴性晚期 NSCLC 的循证医学证据:KEYNOTE-189 研究结果显示,与培美曲塞 + 铂类药物化疗相比,在此基础上联合帕博利珠单抗一线治疗可显著改善 PD-L1<1% 非鳞状细胞转移性 NSCLC 的 mOS[17.2 个月 vs. 10.2 个月,*HR*=0.52(0.37~0.72)](图 1-1-3)及 mPFS[6.2 个月 vs. 5.1 个月,*HR*=0.68(0.49~0.93)](图 1-1-4)。另一项在 KEYNOTE-021 G 队列、KEYNOTE-

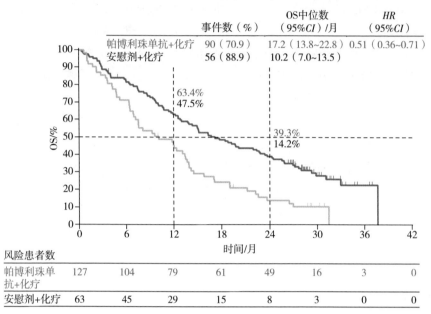

图 1-1-3 KEYNOTE-189 的 OS 结局

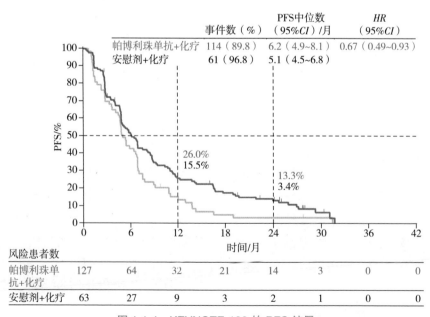

图 1-1-4 KEYNOTE-189 的 PFS 结局

189、KEYNOTE-189 日本扩展研究、KEYNOTE-407 和 KEYNOTE-407 中国扩展研究中入组的东亚 PD-L1 阴性晚期或者转移性 NSCLC 患者中进行的帕博利珠单抗联合化疗的探索性汇总分析也显示,帕博利珠单抗联合化疗较单纯化疗显著延长 mOS、mPFS 及 mPFS2 [15.8 个月 vs. 9.0 个月,*HR*=0.43(0.28~0.66)],*ORR* 更高(71.4% vs. 43.1%)(图 1-1-5,图 1-1-6)。

免疫 + 化疗 + 抗血管生成用于 PD-L1 阴性晚期 NSCLC 的循证医学证据:IMpower150 表明,贝伐珠单抗 + 卡铂 + 紫杉醇用于 PD-L1 TC 0/IC 0 人群的 mPFS 为 6.9 个月,而在此基础上联合阿替利珠单抗治疗的 mPFS 则为 7.1 个月,组间差异有显著意义[*HR*=0.77(0.61~0.99)]。另一项发表于 *Annals of Oncology* 的多中心、随机、双盲的 Ⅲ 期临床研究也显示,与化疗 + 贝伐珠单抗相比,纳武利尤单抗 + 化疗 + 贝伐珠单抗治疗 PD-L1<1% 或未知人群可显著改善 mPFS[8.4 个月 vs. 13.6 个月,*HR*=0.55(0.38~0.78)]。

对比免疫 + 化疗、化疗 + 抗血管生成、免疫 + 化疗 + 抗血管生成等不同治疗方案用于 PD-L1 阴性晚期 NSCLC 的循证医学证据:2020 年发表的一项荟萃分析通过对化疗 + 帕博利珠单抗、帕博利珠单抗单药、化疗 + 阿替利珠单抗 ± 抗血管生成,以及化疗 + 抗血管生成 5 种方案对比单纯化疗一线治疗 PD-L1 阴

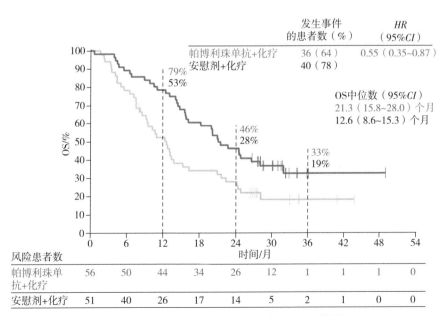

图 1-1-5 KEYNOTE.系列汇总分析的 OS 结局

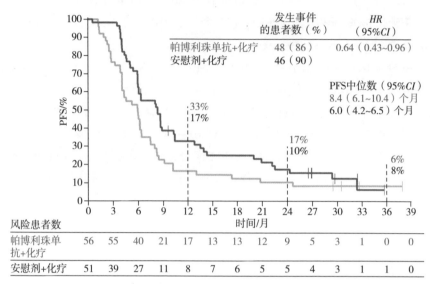

图 1-1-6 KEYNOTE 系列汇总分析的 PFS 结局

性晚期 NSCLC 的 Ⅱ 期或 Ⅲ 期 RCT 进行分析,发现在联合治疗方案中,仅帕博利珠单抗 + 化疗较单纯化疗带来显著 OS 获益,*OR*=0.60(0.43~0.83)(图 1-1-7)。而帕博利珠单抗 + 化疗、阿替利珠单抗 + 化疗、免疫 + 化疗 + 抗血管生成、化疗 + 抗血管生成 4 种联合治疗方案横向对比的 OS 结局的差异并无统计学意义。

整体NSCLC的OS

阿替利珠单抗+贝伐珠单抗+化疗				
0.85 (0.59~1.20)	阿替利珠单抗+化疗			
1.20 (0.71~2.00)	1.40 (0.96~2.00)	帕博利珠单抗+化疗		
0.83 (0.64~1.10)	0.98 (0.76~1.30)	0.70 (0.44~1.10)	贝伐珠单抗+化疗	
0.71 (0.48~1.10)	0.84 (0.70~1.00)	0.60 (0.43~0.83)	0.86 (0.62~1.20)	化疗

图 1-1-7 网络荟萃分析:不同治疗方案的 OS 对比

这可能与该研究仅为事后分析,单个研究的样本量较小有关。

2021 年一项荟萃分析则采用 frequentist 法间接比较了化疗 + 抗 PD-1/PD-L1 单抗与化疗 + 抗血管生成在非鳞状细胞 NSCLC 中的疗效。结果发现,当两种方案用于 TPS<1% 患者时,PFS 无明显差异[HR=0.92(0.69~1.23),P=0.56]。

基于循证医学证据的思考,目前已有的证据表明,对于 PD-L1 阴性的人群,化疗联合免疫相对于纯化疗可以给患者带来 PFS 及 OS 的获益。而化疗联合免疫与化疗联合抗血管生成治疗孰优孰劣,当前循证医学证据仍然有限,仅从荟萃分析来看,二者疗效无明显差异。而对于未来研究方向,我们更需要明确的是,对于 PD-L1 阴性的人群,在今天化疗联合免疫治疗及化疗联合抗血管生成治疗已成为标准可选的治疗方案的前提下,我们未来还有哪些新药、新方案可以挑战,以超越现在的化疗联合免疫治疗或化疗联合抗血管生成治疗的疗效。

这是 PD-1/PD-L1 时代后,我们需要共同努力超越的方向。

6　PD-L1 阴性的晚期 NSCLC 人群从免疫治疗中有何获益?

在国内外 PD-1、PD-L1 抗体在晚期 NSCLC 一线适应证开发过程中,对于驱动基因阴性的人群,化疗联合免疫治疗相对于化疗大多均取得了阳性结果。并且在 PD-L1 分层分析过程中发现,对于 PD-L1 阴性的晚期 NSCLC 人群,化疗联合免疫治疗相对于化疗,PFS、OS 均可以获益。为什么 PD-L1 阴性的晚期 NSCLC 人群能从免疫治疗中获益,具体原因非常复杂。但可以从以下几个方面来帮助我们理解这种临床现象:① PD-1 的配体不只有 PD-L1,还有 PD-L2、PD-L3。PD-L1 阴性,其他两个配体可能阳性,PD-1 负性调节信号仍然可能存在。② PD-L1 的表达存在可变性,PD-L1 阴性的肿瘤在治疗过程中可能会变成 PD-L1 阳性肿瘤。③肿瘤存在空间异质性,某个部位 PD-L1 阴性,并不代表所有肿瘤均阴性。这些临床及理论上的情况均可以帮助我们理解为什么 PD-L1 阴性的 NSCLC 人群能从免疫治疗中获益。

现存问题及未来展望:理论基础及循证医学证据均表明,PD-L1 阴性的 NSCLC 人群同样能从免疫治疗中获益。这提示我们,PD-L1 并不是一个完美的标志物。在临床实践过程中,我们不能基于 PD-L1 阴性表达就否定患者从免疫治疗中获益的可能性。更重要的是,我们要从已有的研究数据中看到,PD-L1 阴性相比 PD-L1 阳性 NSCLC 患者的 PFS、OS 更差,这说明 PD-L1 的表达可以帮助我们细分人群,这一部分患者即使接受目前的化疗联合免疫治疗,疗效、预后仍相对较差。我们将来应该针对这部分患者开展更多新药、新方案的研究,进一步提高这部分患者的疗效与预后。

⑦ 7　PD-L1 淋巴结高阳性表达和原发灶阳性表达的免疫疗效数据有何差异?

PD-L1 的检测结果可以指导晚期 NSCLC 一线用药,因此推荐在晚期 NSCLC 患者初诊时进行 PD-L1 免疫组织化学检测。国内外开展的多项 PD-L1 原发灶与淋巴结转移灶表达的一致性研究发现,PD-L1 表达在原发灶与淋巴结转移灶、局部复发灶、远处转移灶之间存在差异,不一致率可达 11.4%~39%。转移灶 PD-L1 阳性表达率高于原发灶;淋巴结、胸腔积液、软组织和肾上腺 PD-L1 表达高于原发灶;肝、脑、骨则不高;非鳞癌转移灶 PD-L1 表达 TPS≥50% 较原发灶高。

2020 年发表于 *Journal of Thoracic Oncology* 的一项回顾性研究对 398 例转移性 NSCLC 患者的 PD-L1 表达与预后的相关性进行分析,提示肺原发灶的 PD-L1 阳性 / 高表达与高 *DCR*、长 PFS 及 OS 相关,而淋巴结 PD-L1 阳性 / 高表达与 *DCR*、OS 及 PFS 等预后无关。《实体肿瘤 PD-L1 免疫组织化学检测专家共识(2021 版)》中,近期一项对 PD-L1 临床疗效的回顾性研究结果提示,在肺癌患者中,原发灶或转移灶 PD-L1 表达阳性的患者均可从抗 PD-L1 免疫治疗中获益。目前单纯探讨淋巴结与原发灶 PD-L1 表达阳性对免疫治疗疗效影响的研究很少,仍有待相关基础研究及大样本量的临床数据去证实。

 【编者观点】

探讨淋巴结与原发灶 PD-L1 表达阳性对免疫治疗疗效影响的研究相对罕见,仍无共识或定论。目前研究结果显示,肺原发灶或远处转移灶的 PD-L1 阳性表达与临床获益显著相关,而淋巴结 PD-L1 阳性 / 高表达则与预后无关。但是仍缺乏相关的基础研究及大样本量的临床数据去证实这个结论,因此淋巴结转移灶的 PD-L1 阳性表达与免疫治疗获益的相关性仍有待进一步的探索。

第二节 | 不同病理组织学类型肿瘤患者的免疫治疗策略

❽　大细胞神经内分泌癌应该按照什么癌种的方案进行治疗?

当前,肺大细胞神经内分泌癌(LCNEC)是一种临床争议较大的肺癌类型,其组织学分型及治疗策略仍无共识。

由于 LCNEC 的病理特点和生物学行为与小细胞肺癌(SCLC)有相似之处,2021 版世界卫生组织(WHO)肺肿瘤组织学分型中二者共同属神经内分泌癌。因此,既往治疗经验中,LCNEC 更多的是按照 SCLC 的治疗策略进行治疗,《2015 年美国临床肿瘤学会(ASCO)Ⅳ期非小细胞肺癌(NSCLC)系统治疗临床实践指南》和《中华医学会肺癌临床诊疗指南(2022 版)》建议,LCNEC 患者可接受 SCLC 常用治疗方案——依托泊苷 + 铂类(EP)进行治疗。然而,对于广泛期 SCLC 的标准治疗方案——免疫 + 化疗,在 LCNEC 的应用尚无临床研究支持。但有限的临床实践发现,部分 PD-L1 高表达的 LCNEC 患者使用 EP+免疫治疗存在临床获益,但尚无长期生存(OS)的数据。

此外,从将肺癌分为 NSCLC 和 SCLC 这一分类方法来看,LCNEC 则被认为是一种高级别 NSCLC。在《2015 年 ASCO Ⅳ期 NSCLC 系统治疗临床实践指南》和《中华医学会肺癌临床诊疗指南(2022 版)》中,也推荐这类患者可采用与其他 NSCLC 或非鳞状细胞 NSCLC 相同的治疗策略。但从临床实践来看,这一治疗方案效果并不显著。

上述两份指南中对 LCNEC 治疗策略的推荐建议并未明确优选方案,治疗方案的优先级仍存困惑,且推荐建议的证据级别均较低,强度也较弱,提示在这一问题上存在较大争议,缺乏共识。考虑到免疫治疗用于 NSCLC 及 SCLC 中均有一定效果,目前一致认可免疫治疗是值得尝试的治疗方向之一。

💬【编者观点】

自化疗时代伊始,LCNEC 的治疗策略已成为肺癌治疗的难点之一。权威指南建议采用 NSCLC 或 SCLC 的标准方案进行治疗均可,但无优先级推荐,且当前不同临床中心的治疗经验也存在差异,亟待在 LCNEC 人群中开展设计良好的随机对照试验来解决上述问题,并探寻免疫治疗等新型疗法在这类肺癌中的应用价值。

9　肺母细胞瘤可以使用免疫治疗吗?

肺母细胞瘤是肉瘤样癌的一种亚型,包含低级别胎儿型腺癌及原始间充质成分的双向分化性肿瘤,在可切除肺癌中的占比不足 0.1%,罕见且存在高度异质性。

对于治疗策略尚无共识的罕见病理类型肺癌,首先应当了解其存在可治疗性驱动基因变异的概率,以及靶向治疗获益的程度,以协助我们判断其是否适合免疫治疗。对既往文献报道回顾可知,肺母细胞瘤患者常携带 *CTNNB1* 外显子 3 错义突变,也会发生 *TP53* 突变或伴有其他基因改变,出现经典驱动基因变异如表皮生长因子受体(*EGFR*)突变的频率很低。从其基因突变特点来看,其发生可治疗性靶点基因突变的频率极低,分化相对较差,可能更适合进行免疫联合化疗治疗。

在进一步探讨免疫治疗用于肺母细胞瘤患者的可行性时,通过有限的小样本量病例报道发现,部分肺母细胞瘤患者存在 PD-L1 阳性表达甚至高表达,虽然这一比例低于 NSCLC 人群。2015 年时,首次报道 1 例 25 岁的典型双向型肺母细胞瘤女性,其在接受新辅助化疗前进行的肿瘤样本分子病理学检测中发现存在 PD-L1 高表达(90% 肿瘤细胞的 PD-L1 表达强度为 3 级,即强染色)。另一项 2021 年发表的研究对 25 例胸膜肺母细胞瘤患者的 ICI 相关标志物进行免疫组织化学检测,发现 12%(3/25)的患者 PD-L1 表达呈阳性。

在此背景下,目前仍缺乏免疫单药或免疫联合治疗用于肺母细胞瘤的文献报道。但近年来陆续发表了一些研究证实了免疫治疗在肺肉瘤样癌中取得了一定效果。以一项汇总分析为例,其对 2015—2019 年期间接受抗 PD-1/PD-L1 治疗的 90 例晚期肺肉瘤样癌患者进行了分析,*ORR* 达 54.5%,且 PD-L1 表达与肿瘤缓解率之间存在正量效关系,2 年 OS 率也达到 24.3%。但考虑到样本量有限,难以将这一结果扩大至更广泛的肺肉瘤样癌人群中。

【编者观点】

作为难治性肺癌,肺母细胞瘤的管理不仅缺乏国内外权威指南的推荐建议,也缺乏大样本量研究对这类人群的包括免疫特征在内的遗传学背景,以及免疫治疗的疗效及安全性进行探讨或证实,故免疫治疗的可行性尚不明确。从该类型肺癌的基因特征、生物学行为,以及现有研究报道中推测,免疫治疗获益的可能性比较大,建议可以从真实世界的个案报道或小型队列研究的开展起步,逐步探索免疫治疗在肺母细胞瘤中的应用价值。未来还应让患者有机会使用免疫联合化疗这一 NSCLC 标准治疗方案，以便探寻更多的获益可能性。

ⓠ 10　肺黏液腺癌免疫治疗能否获益？

肺黏液性腺癌［此处仅指浸润性黏液腺癌（IMA）］是一种相对少见且独特的肺腺癌亚型，占比仅 2%~5%。

这类患者具有较为独特的驱动基因谱，以 KRAS 突变为主，占 60% 以上。另一项美国研究对超过 200 例 IMA 患者的分子分型进行分析也发现，KRAS 突变比例达 76%，突变亚型包括 G12C、G12A、G12B 等。而在亚裔人群中这一比例相对较低，数十例亚裔 IMA 患者中的 KRAS 突变比例仅占超过 40%。针对这一靶点的研究和药物开发较为热门，目前已有更好的泛 KRAS 抑制剂应用于临床（中国尚未获批）。无 KRAS 突变的患者常出现致癌基因融合，最常见的为 NRG1 融合（7%），这一比例高于其他类型腺癌（1%）。而 EGFR 酪氨酸激酶抑制剂（TKI）如阿法替尼用于 NRG1 融合的人群有着较为明显的获益。除此而外，IMA 患者还存在较低的 EFGR 突变（1%）和 ALK 突变（2%）。可见 IMA 存在可治疗的靶向驱动基因突变频率较高，适宜进行靶向基因检测，如存在合适的靶点，则首先应考虑采用靶向治疗。

在探讨免疫治疗用于某一患者人群获益可能性时，除了关注该类型人群中驱动基因的概率外，还要关注的指标是 PD-L1 的表达。在肺黏液性腺癌患者中进行的多项小样本量研究表明，这类患者的 PD-L1 表达以阴性为主。另一项研究还显示，与非 IMA 患者相比，IMA 患者的 CD8$^+$ 肿瘤浸润淋巴细胞（TIL）浸润率（35.5% vs. 81.5%）显著更低。结合 PD-L1 阳性率低及杀伤性淋巴细胞浸润少这两个特点，免疫治疗用于 IMA 的获益可能有限。但也有小样本量数据表明免疫治疗用于该类患者仍有一定作用，推测 KRAS 突变在其中可能发挥了一定作用（KRAS 突变人群使用免疫治疗的疗效较好）（表 1-2-1）。

👤💬【编者观点】

肺黏液腺癌作为肺腺癌的一个亚型，首先应当进行驱动基因检测，以便明确是否可采取靶向治疗。在确认无靶向药物可用之后，免疫联合化疗可能不失为备选治疗方案之一。

表 1-2-1 回顾性研究及病例报道肺黏液性腺癌患者接受免疫治疗的结局

研究者及发表时间	研究类型	患者	治疗方案	主要结果
Xu, et al. 2021	回顾性研究	IV 期 IMA, $cT_{2b}N_2M_{1a}$, $n=1$	帕博利珠单抗 +chemo × 4 cycle → 帕博利珠单抗单抗单药 × 6 cycle	● 帕博利珠单抗 +chemo 治疗 4 周后 PR,肺部病灶缩小 ● 随后帕博利珠单抗单抗单药治疗,SD 持续 6 周,6 周后后 PD ● PFS 11.9 个月
Zhou, et al. 2021	病例报道	晚期原发性肺黏液腺癌,肺部感染且抗生素治疗后无好转,ALK 及 $EGFR$ 阴性 ● 患者 1:13 岁。PD-L1<1%,ALK 及 $EGFR$ 阴性,PS=3 ● 患者 2:27 岁。ALK 及 $EGFR$ 阴性,PS=3	● 患者 1:帕博利珠单抗 2mg/kg+ 培美曲塞 10mg/kg+beva 5mg/kg,每 3 周一次 ● 患者 2:帕博利珠单抗 2mg/kg,每 3 周一次 + 白蛋白结合型紫杉醇 4mg/kg,每 3 周一次 + 安罗替尼 12mg,q.d. × 14d	● 患者 1:治疗 5 个周期后,双肺病变缩小。无严重骨髓抑制,其他不良事件为轻中度肝功能障碍,PS=2。经 RECIST 1.1 评估为 PR ● 患者 2:治疗 6 个周期后,左侧肺叶病变缩小。出现轻度肝肾功能障碍,中性粒细胞减少。PS=1。经 RECIST 1.1 评估为 PR
Jang, et al. 2021	回顾性研究	接受姑息性化疗的晚期 IMA,$n=79$	● 所有患者均接受过化疗,13 例接受过靶向治疗(16.5%),18 例接受过免疫治疗(22.8%)	● 与未接受过免疫治疗者相比,接受免疫治疗患者的 OS 率显著更优(17.0 个月 vs. 未达到,$P<0.001$), ● 未接受与接受过靶向治疗的 OS 无显著差异(17.0 个月 vs. 35.6 个月,$P=0.211$)

◑ 11 肺淋巴上皮瘤样癌免疫治疗能否获益？

在 2004 年 WHO 肺肿瘤组织学分类中,肺淋巴上皮瘤样癌(LELC)被归类于大细胞肺癌,2015 年则被纳入其他和非分类肺癌中,2021 年 WHO 肺肿瘤组织学分型标准中将其归属于鳞状细胞癌。这类患者存在大量的淋巴细胞浸润,预后也优于其他 NSCLC。目前,全球针对肺 LELC 的报道较为少见,仅有数百例病例报道,以东南亚黄种人为主,白种人罕见,其中绝大多数病例来自中国。男性发生比例相对较高,以 40~60 岁男性多见,与 Epstein-Barr 病毒(EBV)感染有关,与鼻咽癌具有一定同源性。有数据显示,超过 3/4 的肺 LELC 患者 EBV 检测呈阳性。该病与种族及地域均有一定的相关性,通过临床表现及病理学确诊,治疗前应进行基因检测。

治疗上,完全切除是治愈早期肺 LELC 的主要方法,局部型晚期肺 LELC 则可接受新辅助化疗或同步 / 序贯放化疗或免疫治疗,尤其是免疫治疗方案,可参考鼻咽癌的治疗策略。由于患者基数较小,免疫治疗用于肺 LELC 的数据大多为病例报道或回顾性小样本量研究,且缺乏指南推荐。有研究对 66 例肺 LELC 患者的 PD-L1 表达进行了分析,发现 75.8% 患者 PD-L1 表达阳性。另一项国内多中心研究也显示,29 例肺 LELC 患者中 PD-L1 阳性的比例高达 69%。这些数据为肺 LELC 患者接受免疫治疗奠定了理论基础。但仅有数项病例报道显示肺 LELC 患者会从免疫治疗中获益,且个别患者使用免疫治疗后可能出现假进展(表 1-2-2)。另有一项回顾性观察性研究纳入 27 例转移性或复发性肺 LELC 患者,根据医生决策接受化疗或免疫治疗。其结果显示,免疫治疗组的 ORR 为 80.0%,DCR 为 100%,且免疫治疗较化疗的缓解深度更优,PFS 显著更长,1 年 PFS 率更高。现有数据虽然有限,但支持免疫治疗用于肺 LELC,同时也期待能够得到前瞻性临床研究的验证。

👤💬【编者观点】

肺淋巴上皮瘤样癌(LELC)在 WHO 肺肿瘤组织学分型标准中已归属鳞状细胞癌范畴,但预后较其他类型 NSCLC 略优。早期患者建议行根治性手术,不可手术的患者建议治疗前进行基因检测和 PD-L1 检测,如有驱动基因突变阳性,可选择相对应的靶向药物治疗。如驱动基因突变阴性,可使用免疫联合化疗的策略。由于目前针对肺 LELC 的研究均为小样本量或个案报道,因此现有治疗结论有待进一步完善,期待日后有更大样本量的前瞻性研究结果,为肺 LELC 患者治疗提供更优选择。

表 1-2-2　免疫治疗用于 LELC 患者的病例报道

研究者及发表时间	例数	性别	年龄	吸烟史	分期	一线治疗	毒性	免疫治疗方案	疾病进程	基因突变
Kim, et al. 2017	1	女	37		确诊时 T_3N_2，复发时 IV 期	手术 + 辅助化疗；复发时一线化疗，耐药	—	二线纳武利尤单抗	最佳缓解，PD	EGFR、ALK、KRAS、WT
Kumar, et al. 2017	1	男	56（亚裔）	既往吸烟，15 包／年	$T_2N_1M_1$（肝）	肺部手术及顺铂 + 多西他赛；换用卡铂 + 紫杉醇；第 4 周期时进展时 PR；换用卡铂 + 吉西他滨；换用白蛋白结合型紫杉醇	无	四线纳武利尤单抗	4 月 15 日—11 月 16 日 PR；寡进展，接受立体定向放射治疗	—
Kumar, et al. 2017	1	女	37（亚裔）	未注明	T_2N_2	顺铂 + 吉西他滨，随后同步放化疗（每周方案紫杉醇 + 放疗 54Gy）；影像学进展；EBV 阴性；多西他赛	肺炎；G1 皮疹	三线纳武利尤单抗	24% 存在初始影像学进展，继续治疗，随后 SD 直至 2016 年 12 月，且 EBV 拷贝数较低；2017 年 4 月时虽然 PD，但仍接受治疗	PD-L1 5%；EGFR、ALK 阴性

12　原发食管鳞癌和肺鳞癌共病患者免疫治疗有何注意要点？

原发性食管鳞癌高发于亚裔人群,尤其是中国人群。因此,西方人群中很少有食管和肺双鳞癌的病例报道,大多数相关文献来自日本。相关数据显示,确诊食管鳞癌的患者中约 0.54%~3.2% 被同步确诊为原发性肺鳞癌,但双鳞癌发病机制尚未可知。临床上部分患者很可能被误诊为食管鳞癌肺转移。因此,对于同时存在食管鳞癌和肺鳞癌的患者,需要明确两个部位鳞癌发生的同时性,而非异时性。建议分别采用胃镜和气管镜进行病理活检,并将二者的病理组织标本进行对比,以明确是否为原发性双鳞癌,抑或为转移性鳞癌。

同属于早中期的双鳞癌患者,可行根治性手术切除,但兼顾食管癌根治术与更加完美的肺部病灶切除术则具有一定挑战性。对于术后以食管鳞癌或肺鳞癌为主选择辅助治疗方案,则建议以分期更晚者为主。围手术期的免疫治疗策略目前还需要进一步探索。

对于晚期双鳞癌,目前缺乏免疫治疗相关的循证医学证据,疗效亦不明确。鉴于部分 PD-1 抑制剂,尤其是帕博利珠单抗联合卡铂和紫杉醇已获批转移性肺鳞癌一线适应证,同时帕博利珠单抗联合铂类和氟尿嘧啶类药物获批局部晚期或转移性食管鳞癌患者一线适应证,故提供了在晚期一线治疗环境下同时兼顾两种原发性鳞癌治疗的可能性,现阶段可采用同一免疫联合化疗方案,比如帕博利珠单抗 + 紫杉醇类 + 铂类,以兼顾两种鳞癌的治疗。但对于高龄、PS 评分较差、合并症较多的患者来讲,联合紫杉醇类可能存在耐受性问题,可考虑使用替吉奥 + 铂类 +PD-1 抑制剂进行治疗,具有一定有效性,且耐受性良好。值得注意的是,姑息放疗是食管鳞癌治疗非常重要的一环,故晚期双鳞癌患者在经胸部放疗后接受免疫治疗,甚至免疫联合其他全身治疗时,需要考虑发生毒副反应的问题,比如免疫相关间质性肺炎等。

总之,同时存在晚期食管鳞癌和肺鳞癌时,需要首先明确是否均为原发病灶,并在兼顾双病灶治疗的基础上,根据患者状态来选择包括放疗及免疫联合治疗方案。

【编者观点】

鉴于目前肺部和食管双原发鳞癌的报道较少,临床治疗的循证医学证据不足,只能依据医生的临床经验制定治疗方案。首先尽可能对食管占位和肺占位同时取材,并进行病理学比对,明确是双原发癌或是转移癌。双原发癌均为早期的治疗仍首选根治性手术切除,是否进行辅助治疗以分期较晚的原发癌为主。不可手术的双原发癌可考虑食管鳞癌和肺鳞癌兼顾的内科治疗方案,例如 PD-1 联合紫杉醇类及铂类药物治疗,吉西他滨或替吉奥也可作为备选方案。

第三节 | 驱动基因阳性患者的免疫治疗策略

13 *ROS1* 阳性肺癌患者可以使用免疫治疗吗?

ROS1 是肺癌驱动基因之一。其突变常见于年轻的、不抽烟或少量抽烟的、肺腺癌患者人群中。对于 *ROS1* 阳性的晚期或复发转移的 NSCLC 患者来说,靶向治疗仍然是多个指南推荐的一线治疗方案。对于一线治疗后进展的二线或后线治疗,指南仍推荐的是化疗联合或不联合抗血管生成治疗。就目前的研究结果来看,驱动基因阳性的 NSCLC,其肿瘤浸润淋巴细胞数目、突变负荷都较驱动基因阴性的患者低。但多线治疗后,肿瘤的基因异质性增强、肿瘤抗原性更高,可能会从免疫治疗中获益。但 *ROS1* 阳性的肺癌患者能否从免疫治疗中获益仍需要进一步论证。

一项多机构、回顾性研究,在 184 例 *ROS1* 融合阳性 NSCLC 患者中评估 ICI 单药($n=28$)及 ICI 联合化疗($n=11$)的抗肿瘤活性。在这 184 例患者中,分别有 146 例和 100 例患者的 PD-L1 和肿瘤突变负荷(TMB)数据可用;其中 PD-L1<1%、1%~49% 及 ≥50% 的患者比例分别为 41%、24% 及 35%;92% 的患者 TMB<10 每兆碱基突变数(mut/Mb)。ICI 单药组 *ORR* 为 13%(2/16);ICI 联合化疗组 *ORR* 为 83%(5/6)。

另外,一些真实世界的病例报道显示,对于 *ROS1* 阳性的晚期 NSCLC 患者,二线及后线给予 ICI 单药或 ICI 联合化疗治疗具有一定的抗肿瘤效应,可有效延缓疾病进展,且耐受性良好。

以上结果提示,免疫单药或免疫联合化疗或许能为 *ROS1* 突变阳性的 NSCLC 患者带来获益,且免疫联合化疗获益更为显著。未来仍需要开展进一步高质量循证医学研究,以明确免疫治疗用于这类患者中的疗效及安全性。

【编者观点】

对于 *ROS1* 突变阳性的患者,在靶向治疗耐药和一线标准化疗进展后,可以尝试进行免疫治疗,建议优先免疫联合化疗的治疗方案,有望为晚期 NSCLC 患者带来获益。

🔵 14 *MET* 14 外显子跳跃突变的晚期 NSCLC 患者可以使用免疫治疗吗？

目前关于 *MET* 跳跃突变的肺癌患者是否可以使用免疫治疗，多是临床回顾性研究的报道，主要聚焦在以下几方面。

1. *MET* 跳跃突变患者接受免疫治疗的时机

发表于 *Journal of Thoracic Oncology* 的 IMAD2（GFPC 01-2018）研究是一项回顾性、多中心研究，纳入了接受单纯 PD-1/PD-L1 抑制剂治疗的 *BRAF*、*HER2*、*MET* 跳跃突变或 *RET* 易位的转移性 NSCLC，旨在评估 ICI 疗效。其中共纳入 30 例 *MET* 跳跃突变患者，这些患者在 1~4 线接受免疫治疗的比例分别为 13%、50%、20% 及 13%。这一数据与临床实践中医生的用药习惯相似，即一般不会将免疫治疗作为 *MET* 跳跃突变患者的一线治疗，反而是在靶向或其他药物治疗失败后使用免疫治疗进行后线，尤其是二线治疗的可能性较大。因此，患者使用免疫治疗的时机相当重要，越靠后线，治疗获益可能越少。

2. *MET* 跳跃突变患者接受 ICI 治疗的循证医学证据

IMAD2 研究还显示，免疫治疗用于 *MET* 跳跃突变患者的 *ORR* 为 25.7%，*DCR* 为 71.4%，持续缓解时间中位数为 10.4 个月，mPFS 为 4.9 个月，1 年 PFS 率为 22.2%，mOS 为 13.4 个月，1 年 OS 率为 59.0%。可见免疫治疗在这一亚组人群中的疗效一般，这可能与 *MET* 突变本身的预后较差有关。

3. 实现 ICI 治疗长生存获益的 *MET* 跳跃突变患者的可能特征

一项回顾性研究还对免疫治疗后获益较多的 *MET* 跳跃突变患者的临床特征及结局进行描述（表 1-3-1）。这项研究识别了 25 例 *MET* 14 外显子跳跃突变的晚期 NSCLC 患者，共 13 例接受 ICI 治疗，其中 6 例（46.2%）PFS>18 个月。对该 6 例患者分析发现，女性占 83.3%，50% 有当前或既往吸烟史，83.3% 为腺癌，50% 低 TMB 水平（<10mut/Mb）。由于该研究发表于 2020 年，故 83.3%（5/6）接受纳武利尤单抗治疗（其他 ICI 上市时间较短或未上市）。

4. 现存问题及未来展望

当前仅有小样本量临床数据对 *MET* 突变免疫获益人群的特征进行了探索，这些数据相对片面，可能并不能代表整体 *MET* 突变患者的临床特征。故不应基于这些结果用以指导获益人群或治疗方案的选择。期待未来能够开展更多的大样本量研究对这一问题进行细化和探讨。

表 1-3-1　免疫治疗后 PFS>18 个月患者的临床特征及结局

患者编号	确诊年龄／岁	性别	吸烟状态	组织学亚型	转移部位	一线治疗方案	PD-L1表达	TMB（mut/Mb）	确诊至接受ICI治疗的时间／月	接受ICI治疗的时长／月	肿瘤缓解
A	69	女	从未	腺癌	无，随后为肾上腺	顺铂＋培美曲塞	70%	3.8	5.5，因毒性中止，随后在第12时重启治疗	35	CR
B	71	女	从未	腺癌	脑，随后为脑、肺及胸膜	卡铂＋培美曲塞	20%	10.6	10.5	23	PR
C	71	女	既往吸烟	肉瘤样癌	骨	卡铂＋紫杉醇	40%	未测	4.5	25	CR
D	69	女	从未	腺癌	胸膜	顺铂＋培美曲塞＋贝伐珠单抗	<1%	1.5	34	49（持续治疗中）	PR
E	80	男	吸烟	腺癌	胸膜、脑	卡铂＋培美曲塞	90%	未测	5	18（持续治疗中）	PR
F	57	女	吸烟	腺癌	无（局部晚期）	顺铂＋培美曲塞＋放疗	未测	未测	24	28（持续治疗中）	PR

注:CR. 完全缓解;PR. 部分缓解。

Q 15 *BRAF* 突变耐药的晚期 NSCLC 患者可以使用免疫治疗吗?

1. *BRAF* 突变 NSCLC 患者的免疫特征

有研究报道,*BRAF* 突变 NSCLC 与 *KRAS* 突变肿瘤相似,相比 *EGFR*、*ALK* 等其他驱动基因,TMB 明显更高。IMMUNOTARGET 研究是一项全球多中心的回顾性研究,纳入 551 例接受 ICI 单药治疗的、具有 1 种以上驱动基因突变的晚期 NSCLC 患者。分析发现 *BRAF* 突变晚期 NSCLC 的 PD-L1 表达率中位数为 50%,而 *EGFR* 突变与 *ALK* 突变人群分别仅为 3.5% 和 7.5%。另有一项研究发现,*BRAF* 突变与未突变的患者免疫微环境无明显差异,*BRAF* V600E 突变与非 V600E 突变的患者之间也无明显差异。提示 *BRAF* 突变患者与 *BRAF* 野生型患者的免疫特征相似,并非属于免疫抑制型微环境。

2. 免疫治疗一线治疗用于 *BRAF* 突变的晚期 NSCLC 的循证医学证据

对于 *BRAF* 突变 NSCLC 患者,双靶向治疗是各大权威指南推荐的标准一线治疗方案。但从一项病例报告中,我们也能看到免疫治疗存在一定获益。该病例报告显示,1 名 PD-L1≥50% 且存在 *BRAF* V600E 突变的Ⅳ-$T_{1b}N_3M_{1c}$期肺腺癌女性患者,在接受阿替利珠单抗 + 顺铂 + 培美曲塞一线治疗 2 周后疗效评估为 PR,后续接受阿替利珠单抗 + 培美曲塞维持治疗 14 个周期仍维持 PR,随后在接受 8 个周期阿替利珠单抗维持治疗后发生 PD,PFS 长达 20 个月。

3. 免疫治疗后线治疗用于 *BRAF* 突变的晚期 NSCLC 的循证医学证据

2020 年发表于 *Journal of Thoracic Oncology* 的 IMAD2(GFPC 01-2018)研究是一项回顾性、多中心研究,共纳入 42 例接受单纯 PD-1/PD-L1 抑制剂治疗的 *BRAF* 突变患者,*BRAF* V600 突变和非 V600 突变分别为 26 例和 18 例,分别有 85% 和 95% 接受二线及以后的 ICI 治疗。结果显示 *BRAF* V600 组的 *ORR* 为 26.1%,*DCR* 为 60.9%;*BRAF* 非 V600 组的 *ORR* 更高,达 35.3%,*DCR* 为 52.9%。而从 OS 结果来看,*BRAF* V600 组的 mOS 长达 22 个月,1 年 OS 率 53.4%,略高于非 V600 组(12.0 个月及 44.0%)。

从 IMMUNOTARGET 研究中也可知,所有入组患者中 95% 接受二线及以后的 ICI 治疗。在 *BRAF* 突变的 43 例晚期 NSCLC 患者中,16 例为 V600E 突变,18 例为其他突变。*BRAF* 组患者的 *ORR* 为 24%,mPFS 为 3.1 个月,6 个月 PFS 率 32.1%,mOS 为 13.6 个月。

另有一项小样本量的前瞻性研究发现,11 例接受靶向治疗后耐药的

BRAF V600E 突变 NSCLC 中有 4 例后线接受免疫治疗,最终 3 例(75%)达到 SD,其中 1 例患者的 PFS 长达 45 个月以上,1 例发生 PD。

上述证据均表明,*BRAF* 突变患者后线使用免疫单药治疗的 *ORR* 可达 24%~35.3%,与化疗方案较为接近,提示免疫后线治疗用于 *BRAF* 突变人群能够带来一定临床获益。

4. 现存问题及未来展望

当前免疫治疗用于 *BRAF* 突变晚期 NSCLC 的前瞻性临床研究较为缺乏。现有的小样本量单中心研究、多中心回顾性研究及病例报道提示,免疫治疗后线用于 *BRAF* 突变 NSCLC 存在一定应用机会,尤其是在 PD-L1 高表达人群中。另外,对于 *BRAF*-V600E 突变 NSCLC 患者,双靶向治疗是目前标准一线治疗,未来 *BRAF*-V600E 的靶向治疗联合免疫治疗能否超越双靶向治疗值得进一步探索。

Q 16　*EGFR* 突变耐药患者有免疫治疗方案可选吗?

KEYNOTE-789 研究的治疗方案为帕博利珠单抗 + 培美曲塞 + 铂类化疗对比安慰剂 + 培美曲塞 + 铂类化疗治疗 TKI 耐药、*EGFR* 突变转移性非鳞状细胞 NSCLC。故该问题可解读为 *EGFR* 突变 NSCLC 患者在 EGFR TKI 治疗失败后是否能够考虑免疫联合化疗这一治疗模式。2021 年世界肺癌大会 (WCLC)上公布的一项多中心、单臂、2 组平行队列的 II 期试验探索了帕博利珠单抗 + 卡铂 + 培美曲塞治疗复发性 *EGFR/ALK* 阳性 NSCLC 的疗效及安全性。结果显示,帕博利珠单抗联合化疗的 mPFS 为 8.3 个月,1 年 PFS 率 29%,mOS 长达 22.2 个月(图 1-3-1、图 1-3-2)。这表明对于 EGFR TKI 耐药的 NSCLC 患者来说,在单纯化疗的基础上联合免疫治疗所带来的临床获益有所提升,且这一点已基本成为共识。

在免疫联合化疗之外,医学界仍在探讨更多的用于 EGFR TKI 耐药人群的联合治疗模式,其中之一为免疫 + 化疗 + 抗血管生成治疗。IMpower150 研究 *EGFR* 突变亚组(n=79)分析显示,阿替利珠单抗 + 贝伐珠单抗 + 紫杉醇 + 卡铂较贝伐珠单抗 + 紫杉醇 + 卡铂可显著改善既往经 TKI 治疗者的 PFS 获益,OS 也有获益趋势;而阿替利珠单抗与化疗的三药联合方案较贝伐珠单抗 + 化疗则无此获益(图 1-3-3、图 1-3-4)。这表明在免疫联合化疗的基础上采用四药联合方案,患者的生存获益可能会出现进一步提升。

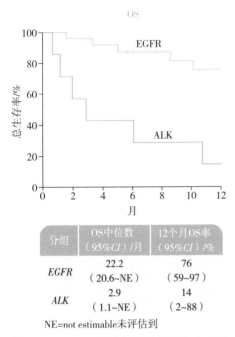

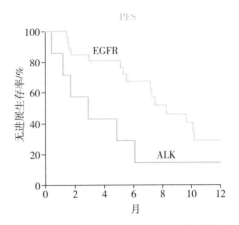

分组	OS中位数 （95%*CI*）/月	12个月OS率 （95%*CI*）/%
EGFR	22.2 （20.6~NE）	76 （59~97）
ALK	2.9 （1.1~NE）	14 （2~88）

NE=not estimable未评估到

图 1-3-1　2021 WCLC 研究 *EGFR* 或 *ALK* 阳性患者的 OS 结局

分组	PFS中位数 （95%*CI*）/月	12个月PFS率 （95%*CI*）/%
EGFR	8.3 （7.2~16.5）	29 （14~59）
ALK	2.9 （1.1~NE）	14 （2~88）

NE=not estimable未评估到

图 1-3-2　2021 WCLC 研究 *EGFR* 或 *ALK* 阳性患者的 PFS 结局

　　基于 IMpower150 研究 *EGFR* 亚组分析结果,陆舜教授团队开展了全球首个探讨免疫 ± 抗血管 + 化疗对比单纯化疗治疗 EGFR TKI 耐药晚期非鳞状细胞 NSCLC 的前瞻性、多中心、随机双盲的Ⅲ期临床研究,即 ORIENT-31 研究。该研究的初步数据显示,与培美曲塞 + 顺铂相比,信迪利单抗 +IBI305（贝伐珠单抗类似物）+ 培美曲塞 + 顺铂可带来明显 PFS 获益,mPFS 分别为 4.3 个月和 6.9 个月［*HR*=0.464（0.337~0.639）］（图 1-3-5）,*ORR* 从 25.2% 提高至 43.9%（图 1-3-6）。这一结果与 IMpower150 亚组分析相一致。

📱【编者观点】

　　现有数据表明,对于 *EGFR* 耐药的晚期 NSCLC 患者,在缺乏旁路激活所致耐药或耐药机制不明确的情况下,免疫 + 化疗 + 抗血管生成联合方案是治疗首选,但治疗费用及不良反应相对更高,临床实践中应根据患者的临床条件进行抉择,并加强不良反应的监测和管理,同时了解耐药机制和耐药模式仍然是制定治疗策略前需要完成的评估工作。

EGFR突变组的OS分层

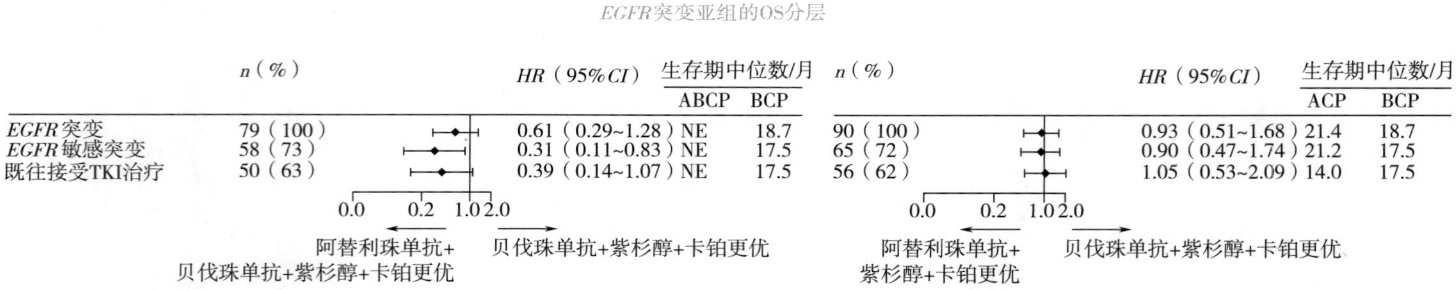

	n（%）	HR（95%CI）	生存期中位数/月	
			ACP	BCP
	90（100）	0.93（0.51~1.68）	21.4	18.7
	65（72）	0.90（0.47~1.74）	21.2	17.5
	56（62）	1.05（0.53~2.09）	14.0	17.5

阿替利珠单抗+紫杉醇+卡铂更优 ← → 贝伐珠单抗+紫杉醇+卡铂更优

ABCP=阿替利珠单抗+贝伐珠单抗+卡铂+紫杉醇; BCP=贝伐珠单抗+卡铂+紫杉醇; ACP=阿替利珠单抗+卡铂+紫杉醇; NE= not estimable;未评估到

图 1-3-3 2021 WCLC 研究 *EGFR* 或 *ALK* 阳性患者的 PFS 结局 IMpower150 研究 *EGFR* 阳性亚组的 OS 结局

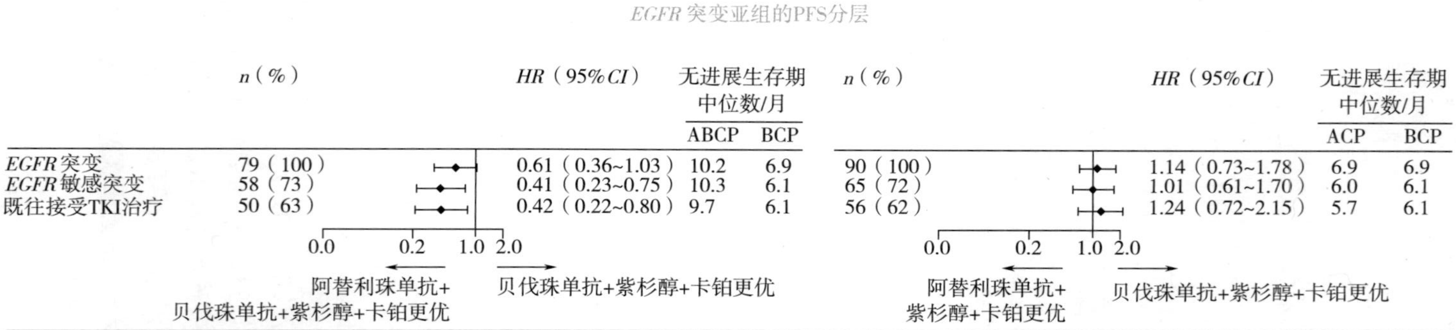

EGFR突变亚组的OS分层

	n（%）	HR（95%CI）	生存期中位数/月	
			ABCP	BCP
*EGFR*突变	79（100）	0.61（0.29~1.28）	NE	18.7
*EGFR*敏感突变	58（73）	0.31（0.11~0.83）	NE	17.5
既往接受TKI治疗	50（63）	0.39（0.14~1.07）	NE	17.5

阿替利珠单抗+紫杉醇+卡铂更优 ← → 贝伐珠单抗+紫杉醇+卡铂更优

ABCP=阿替利珠单抗+贝伐珠单抗+卡铂+紫杉醇; BCP=贝伐珠单抗+卡铂+紫杉醇; ACP=阿替利珠单抗+卡铂+紫杉醇;

EGFR突变亚组PFS分层

	n（%）	HR（95%CI）	无进展生存期中位数/月	
			ACP	BCP
	90（100）	1.14（0.73~1.78）	6.9	6.9
	65（72）	1.01（0.61~1.70）	6.0	6.1
	56（62）	1.24（0.72~2.15）	5.7	6.1

阿替利珠单抗+紫杉醇+卡铂更优 ← → 贝伐珠单抗+紫杉醇+卡铂更优

图 1-3-4 2021 WCLC 研究 *EGFR* 或 *ALK* 阳性患者的 PFS 结局 IMpower150 研究 *EGFR* 阳性亚组的 PFS 结局

	n（%）	HR（95%CI）	无进展生存期中位数/月	
			ABCP	BCP
*EGFR*突变	79（100）	0.61（0.36~1.03）	10.2	6.9
*EGFR*敏感突变	58（73）	0.41（0.23~0.75）	10.3	6.1
既往接受TKI治疗	50（63）	0.42（0.22~0.80）	9.7	6.1

阿替利珠单抗+紫杉醇+卡铂更优 ← → 贝伐珠单抗+紫杉醇+卡铂更优

ABCP=阿替利珠单抗+贝伐珠单抗+卡铂+紫杉醇; BCP=贝伐珠单抗+卡铂+紫杉醇; ACP=阿替利珠单抗+卡铂+紫杉醇;

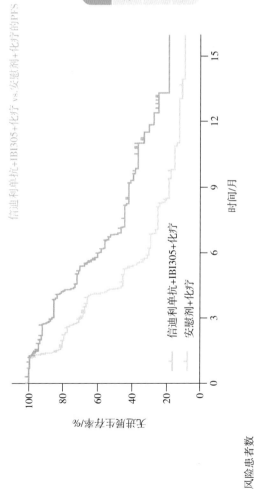

	信迪利单抗+IBI305+化疗	安慰剂+化疗
事件数n（%）	74（50.0%）	101（66.9%）
PFS中位数（95%CI）/月	6.9（6.0~9.3）	4.3（4.1~5.4）
HR（95%CI），P值	0.464（0.337~0.639），<0.0001	

信迪利单抗+IBI305+化疗 vs. 安慰剂+化疗的PFS

风险患者数

信迪利单抗+IBI305+化疗	148	99	57	32	10	2
安慰剂+化疗	151	83	30	16	9	6

图 1-3-5 ORIENT-31 研究的 PFS 结局

27

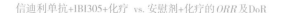

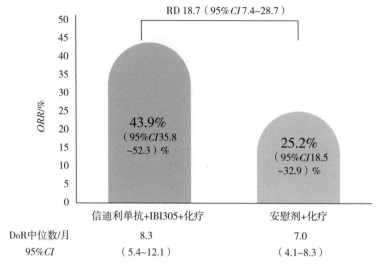

图 1-3-6　ORIENT-31 研究的 *ORR* 及 DoR

Q 17　驱动基因阳性患者能否靶向治疗和免疫治疗有机结合?

1. 目前指南推荐对于驱动基因突变的 NSCLC 患者,通常前线治疗以缓解率更高的靶向治疗为主,仅有 *EGFR* 第 20 号外显子插入突变及 *KRAS* 突变的靶向治疗为二线推荐。疾病进展后药物选择多为其他靶向药物或以化疗为基础的系统治疗,尚无靶向治疗与免疫治疗联合方案推荐用于驱动基因阳性非小细胞肺癌。

2. 关于驱动基因阳性非小细胞肺癌,是否可将靶向治疗和抗肿瘤免疫治疗有机结合,曾有临床研究对此进行了探索,但遗憾的是,靶向治疗与免疫治疗同时使用不但没有明显提升抗肿瘤疗效,还显著增加了不良事件的发生率。TATTON(Ⅰb 期)/CAURAL(Ⅲ 期)研究对 *EGFR* 突变 NSCLC 患者尝试使用奥希替尼联合度伐利尤单抗时出现 38%(13/34)的间质性肺炎,并且 *ORR* 仅有 43%;尤其是在一线使用奥希替尼联合度伐利尤单抗时出现高达 64%(7/11)的间质性肺炎/肺炎发生率。无独有偶,CHECKMATE 012 研究中,纳武利尤单抗联合厄洛替尼治疗 *EGFR* 突变 NSCLC 疗效有限,而治疗相关的 3 级以上毒性反应率却很高(24%)。2022 年 WCLC 中报道 *KRAS* 抑制剂 sotorasib 联合 PD-1/PD-L1 抑制剂同时使用较 sotorasib 单药增加了 3~4 级肝毒性发生率,且 *ORR* 仅有 29%,低于 sotorasib 单药的 36%。但有意思的是,在该研究中,与同时应用 sotorasib 联合 PD-1/PD-L1 抑制剂相比,sotorasib 诱导组(后续联合)3~4 级不良事件发生的概率较低。

3. 不同于胃肠道肿瘤中抗 HER2 单克隆抗体与免疫治疗有机结合或在头颈部肿瘤中抗 EGFR 单克隆抗体与免疫治疗有机结合能够取得协同增效且安全性可,亦不同于抗血管生成治疗的小分子多靶点 TKI 联合免疫治疗模式在 NSCLC 中疗效及安全性均可,更不同于双靶向药物(达拉菲尼 + 曲美替尼)联合免疫治疗恶性黑色素瘤明显提高疗效,靶向治疗与免疫治疗联合治疗这一模式为何在驱动基因阳性 NSCLC 中不仅没有达到预期疗效,且增加了不良事件发生率还有待进一步的机制探索。曾有研究提出,可能是由于驱动基因突变的 NSCLC 特殊的肿瘤免疫微环境,即 *EGFR* 野生型和 *KRAS* 突变阳性肿瘤与 PD-L1 高表达相关;*EGFR* 突变者 PD-L1 表达更倾向为阴性。

但其实存在一小部分人群,同时具有驱动基因突变和 PD-L1 高表达特征。对于此部分人群的治疗选择,虽然目前指南仍推荐一线首选靶向治疗,但可以看到,一些小样本回顾性研究提示基线 PD-L1 表达水平与 EGFR-TKI 疗效呈负相关;另一方面,即使是在 PD-L1 高表达 *EGFR* 突变 NSCLC 中,一线单药使用 PD-1 抑制剂并不是一个好的选择。在一项前瞻性 Ⅱ 期临床研究中 10 例入组患者无一例获得客观缓解,另一项小样本回顾性研究亦提示单药 PD-1 抑制剂对于 PD-L1 高表达 *EGFR* 突变 NSCLC 患者(n=17)的疗效尚可。截至目前,免疫治疗单药、联合化疗、联合化疗及抗血管生成治疗的方案多为标准靶向治疗耐药后的尝试,而具有驱动基因突变和 PD-L1 高表达特征的 NSCLC 患者在多种联合治疗方案中的获益情况,还有待数据补充。

对于晚期驱动基因阳性 NSCLC,靶向 - 免疫联合方案仍有新的探索空间。不同于传统的免疫检查点抑制剂,肿瘤相关抗原 T 细胞免疫治疗,肿瘤疫苗等更广义的抗肿瘤免疫治疗,将把靶向治疗的特异性与免疫治疗的长期性有机结合,期待相关研究进行。

【编者观点】

目前尚无靶向治疗与免疫治疗联合方案推荐用于驱动基因阳性 NSCLC,其原因主要是二者同期联合用药的不良反应及有限的疗效。其机制仍需要进一步探索。对于具有驱动基因突变和 PD-L1 高表达特征的人群,单药免疫治疗似乎疗效欠佳且靶向治疗获益减少,联合方案数据待更新。未来新型细胞免疫治疗将可能缩小靶向治疗和免疫治疗的鸿沟,为驱动基因阳性 NSCLC 患者带来潜在获益。

第四节 | 脑转移、肝转移、骨转移和高龄肿瘤患者的免疫治疗策略

Q 18　免疫检查点抑制剂的血脑屏障穿透能力怎么样？

1. 脑转移灶的微环境

在探讨免疫治疗用于肺癌脑转移灶时，脑转移的微环境尤其值得关注。肿瘤细胞经历上皮-间充质转化（MET）过程，获得转移的潜力，避免细胞凋亡。脑转移通常发生在灰质和白质交界处及血管边界区域，这些部位有更长的血流平均传输时间（MTT），为穿越血脑屏障提供了更多的机会。肿瘤细胞进入中枢神经系统（CNS）后，根据"种子和土壤"学说，肿瘤细胞与大脑微环境之间发生了一系列相互作用。肿瘤细胞释放趋化因子和细胞因子，以向肿瘤细胞招募肿瘤相关巨噬细胞（TAM）。同时，T 细胞上存在免疫检查点相关物质的表达，如程序性死亡受体 1（PD-1）和细胞毒性 T 淋巴细胞相关抗原 4（CTLA-4），故肿瘤细胞可以激活或失活 T 细胞，抑制抗肿瘤免疫。

2. 免疫治疗用于肺癌脑转移的可能机制

2020 年发表于 *Clinical Cancer Research* 的一篇综述阐述了肺癌脑转移免疫治疗的机制。颅外病灶内被 PD-1/PD-L1 抑制剂激活的 T 细胞而非药物本身进入中枢神经系统（CNS），通过机体免疫系统及免疫细胞发挥抗肿瘤效应，这是脑转移肿瘤产生免疫应答的关键要素。在此机制之下，血脑屏障不再是免疫治疗药物用于 CNS 的障碍。同时，颅内活化的 CD4$^+$ T 细胞也可通过局部生成干扰素 -γ（IFN-γ），使血脑屏障松弛，帮助循环中的 ICI 进入颅内，从而增强 ICI 的抗肿瘤活性。另外，更早期一项有关 PD-1 抑制剂联合 CTLA-4 抑制剂用于黑色素瘤颅内及颅外病灶的基础实验也发现，免疫治疗并未促进颅内病灶淋巴细胞的增殖，而是通过调节颅外 CD8$^+$ T 细胞进入颅内病灶，从而发挥杀伤作用，这是颅内病灶患者发生应答的主要原因。

3. 帕博利珠单抗的血脑屏障穿透能力

针对包括帕博利珠单抗在内的 PD-1 抑制剂的血脑屏障穿透能力这一问题，首先，血脑屏障主要由脑毛细血管内皮基底膜和神经胶质细胞组成，发挥脑组织保护作用，允许通过一些小分子物质，大分子物质不能通过。当前理论认为帕博利珠单抗不能通过血脑屏障。CNS 的肿瘤抗原可在颈深淋巴结中引发外周免疫应答，活化的抗原特异性 T 淋巴细胞可以通过血脑屏障进入脑脊液到达血管周围间隙或脉络丛。

4. 免疫治疗用于合并脑转移晚期 NSCLC 的循证医学证据

既往临床研究已表明,免疫治疗用于颅内病灶的疗效并不劣于颅外病灶。诸多循证医学证据也显示,免疫联合化疗用于脑转移晚期 NSCLC 表现出明显临床获益。KEYNOTE-189 研究显示,与单纯化疗相比,一线帕博利珠单抗联合化疗显著改善脑转移非鳞状细胞 NSCLC 患者的 OS(HR=0.41,0.24~0.67)及 PFS(HR=0.42,0.27~0.67),与无脑转移患者相比获益有更优的趋势。对 KEYNOTE-021G、KEYNOTE-189 及 KEYNOTE-407 研究进行汇总分析也得到相似结论,一线帕博利珠单抗联合化疗较单纯化疗用于脑转移 NSCLC 患者中,对死亡风险和疾病进展或死亡风险的降低效果比用于无脑转移患者更明显,风险降低分别达 52% 和 56%,而不合并脑转移患者的风险降低分别为 37% 和 45%。ATEZO-BRAIN 研究及 CHECKMATE 9LA 亚组分析也证实,免疫单药治疗联合化疗或双免疫检查点药物联合 2 周期化疗一线治疗脑转移晚期 NSCLC 患者可带来 PFS 及 OS 获益,安全性良好。EMPOWER-Lung 1 研究亚组分析还进一步表明,免疫单药一线用于 PD-L1 高表达脑转移晚期 NSCLC 中同样具有明显的生存获益。当前,不同 ICI 用于颅内病灶均能够发挥良好的控制及杀伤作用,疗效可能无明显差异。

【编者观点】

包括帕博利珠单抗在内的免疫检查点抑制剂本身不能通过血脑屏障。免疫治疗用于 CNS 抗肿瘤应答主要可能通过免疫细胞转运而实现,即颅外病灶内被 PD-1/PD-L1 抑制剂激活的 T 细胞进入 CNS。多项临床研究显示,免疫单药免疫联合化疗及双免疫检查点药物联合化疗较单纯化疗可显著提升合并脑转移 NSCLC 患者的 OS 和 PFS。但对于有症状、转移灶数目少且占位效应明显的脑转移患者,建议通过多学科讨论来制定最佳治疗方案。

❶ 19 　伴脑转移晚期 NSCLC 患者免疫治疗发挥作用的机制

要阐明晚期 NSCLC 脑转移癌使用免疫治疗是否发挥作用这样一个问题,首先要了解人类的脑组织是否有完善的淋巴循环系统,其次确定肿瘤周围是否有免疫细胞,是否能够正常免疫杀伤功能。基础科学研究发现,人类脑组织具有完善的淋巴系统,与身体其他部位相似,最终汇聚于胸导管,进入体循环。然而,人类脑组织内的淋巴细胞与其他部位稍有区别,人类脑组织内的淋巴细胞形态为小胶质细胞,这些细胞在异物入侵的时候具有 T 淋巴细胞样的杀伤作用。因此,无论是脑转移还是其他部位转移,患者经过 PD-1/PD-L1 抑制剂治疗后,颅内转移灶临床获益的 *HR* 与入组的全组人群没有明显的差别。

Journal of Thoracic Oncology 发表了帕博利珠单抗联合以铂类为基础的化疗治疗 NSCLC 合并稳定性脑转移患者的结局,即 KEYNOTE-021、KEYNOTE-189 和 KEYNOTE-407 研究的汇总分析。该研究共入组 1 298 例患者,其中 171 例有基线脑转移,1 127 例无脑转移。两组的随访时间中位数(范围)在数据截止时分别为 10.9(0.1~35.1)个月和 11.0(0.1~34.9)个月。合并脑转移和无脑转移患者的总生存期[(PC/ 化疗)*HR*=0.48(95%*CI* 0.32~0.70)和 *HR*=0.63(95%*CI* 0.53~0.75)]和无进展生存期[(PC/ 化疗)*HR*=0.44(95%*CI* 0.31~0.62)和 *HR*=0.55(95%*CI* 0.48~0.63)]相似。在合并脑转移的患者中,PC 组和单用化疗组患者的总生存期中位数分别为 18.8 个月和 7.6 个月,无进展生存期中位数分别为 6.9 个月和 4.1 个月。无论是否合并脑转移,PC 组患者的 *ORR* 都高于单用化疗组,且缓解持续时间有显著延长。合并脑转移的患者中,PC 组与单用化疗组的治疗相关不良事件发生率分别为 88.2% 和 82.8%,而无脑转移的患者中,两组治疗相关不良事件的发生率分别为 94.5% 和 90.6%。所以,合并脑转移的患者完全可以安全使用免疫治疗,并且能够从免疫中获益。

20 肝转移的晚期 NSCLC 患者免疫治疗能否获益?

1. 肺癌肝转移的免疫微环境

肺癌肝转移的免疫微环境十分复杂。肝脏的播散肿瘤细胞(DTC)可分泌转化生长因子 -β(TGF-β)和血小板源性生长因子(PDGF)并激活肝星状细胞(HSC)。HSC 除了分泌趋化因子 CXC 配体 12(CXCL12)之外,还可通过介导 T 细胞凋亡及吸引免疫抑制细胞来发挥免疫抑制作用,同时还可导致 IFN-γ 上调,介导 EGFR TKI 耐药。另外,在癌性肝组织中,肝窦内皮细胞(LSEC)可通过分泌肿瘤坏死因子(TNF)、IFN-γ、一氧化氮、活性氧来杀死肿瘤细胞,提示肺癌肝转移灶的免疫微环境以免疫荒漠型为主。2020 年一项基础研究也证实,肝转移灶可通过调节性 T 细胞(Treg)协同激活和肿瘤 CD11b 的调节来发挥全身免疫抑制作用。当使用具有 Treg 清除作用的 CTLA-4 单抗或可抑制 Treg 活性的 EZH2 抑制剂联合 PD-1 单抗治疗时,可恢复全身抗肿瘤免疫活性。

2. 免疫治疗用于合并肝转移晚期 NSCLC 的循证医学证据

从免疫治疗用于合并肝转移 NSCLC 患者的研究数据来看,CHECKMATE 017/057 研究显示,纳武利尤单抗单药较多西他赛治疗肝转移 NSCLC 患者可显著改善患者 OS（$HR=0.68, 0.50\sim0.91$），与研究总体人群的结果一致（$HR=0.70$，$0.61\sim0.81$），表明免疫单药用于肝转移患者仍旧能带来一定的生存获益。KEYNOTE-189 研究则发现，帕博利珠单抗联合化疗一线用于 NSCLC 肝转移患者的 OS（$HR=0.62, 0.39\sim0.98$）及 PFS（$HR=0.52, 0.34\sim0.81$）优于含铂双药化疗，与无肝转移患者的数据相当，提示不论基线是否合并肝转移，帕博利珠单抗联合化疗是未经治疗的转移性非鳞状细胞 NSCLC 的可行方案。IMpower150 研究进一步表明，免疫联合化疗及抗血管生成治疗用于未经化疗的肝转移非鳞状细胞 NSCLC，较化疗联合抗血管生成治疗同样可显著延长 OS 及 PFS。基于上述临床研究结果，提示一线免疫联合化疗对于肝转移的晚期 NSCLC 患者能带来显著 OS 获益，在此基础上加用抗血管生成治疗也是一种有效、可行的方式。此外，2021 年一项研究根据肝转移情况对转移性 NSCLC 的一线治疗效果进行了验证，发现接受免疫治疗的患者，是否发现肝转移对 OS 无显著影响（11.7 个月 vs. 13.0 个月，$P=0.968$），但接受细胞毒性药物治疗或靶向治疗的肝转移患者的结局较无肝转移者更差。这表明肝转移虽与不良结局有关，但免疫治疗疗效不因肝转移存在与否而有所不同，并未影响免疫治疗患者的预后。

3. 免疫治疗用于肝细胞癌的循证医学证据

借鉴基于免疫联合抗血管生成治疗方案一线用于肝细胞癌患者的 IMbrave150 研究，我们也能发现，这一方案较索拉非尼可显著延长肝癌患者的 OS 和 PFS。

4. 现存问题及未来展望

由于肝转移患者预后相对较差，未来仍应当开展进一步研究，深入探索如何提高这部分患者的疗效。可考虑局部治疗的加入（比如单发病灶放疗），介入治疗在免疫 ± 化疗已达到良好效果时的应用，以及溶瘤病毒局部治疗后联合抗 PD-1 单抗等。

【编者观点】

虽然肺癌肝转移灶的免疫微环境以免疫荒漠型为主，但免疫单药用于此类肝转移患者仍旧能带来一定的生存获益，一线免疫联合化疗对于肝转移的晚期 NSCLC 患者则能带来显著 OS 获益，在此基础上加用抗血管生成治疗，也是一种有效、可行的方式。由于肺癌肝转移患者预后相对较差，可考虑在全身治疗的基础上加入局部治疗的方法。

Q 21　肺腺癌伴有多发骨转移的患者免疫治疗能否获益?

ICI 单药或联合化疗是驱动基因阴性晚期肺腺癌患者的标准治疗方案。目前,尚无评价肺癌骨转移患者免疫治疗疗效的前瞻性随机对照研究,甚至缺乏针对骨转移的研究分层设计。公开发表的研究中仅有 1%(6/561)的研究报告了乳腺癌、前列腺癌、肺癌和黑色素瘤骨转移患者使用免疫治疗的数据。因此对于肺腺癌伴骨转移患者免疫治疗情况的数据还不够充分。

骨作为特殊的免疫部位,发生肿瘤转移与其他部位和原发灶肿瘤之间存在异质性,而成骨和破骨之间的平衡被破坏,也将导致免疫微环境的改变,在局部形成"冷"肿瘤微环境,最终影响免疫治疗对骨转移的疗效。

来自我国的小样本回顾性研究报告,59 例骨转移和 78 例无骨转移的肺癌患者,化疗或联合抗血管生成治疗的 PFS 和 OS 均显著优于单药免疫治疗,而骨转移联合应用双膦酸盐类药物的患者 PFS(5.1 个月 vs. 2.1 个月,P=0.0039)和 OS(17.7 个月 vs. 4.4 个月,P=0.02)较不应用者均显著延长。这一情况也被其他国内外相关研究所验证,我们也期待更多骨转移患者的前瞻性研究数据。

【编者观点】

综上所述,已发表研究证明骨转移患者总体预后更差,且免疫单药治疗疗效不佳,主要原因与肿瘤和骨微环境有关,特别是骨作为特殊的免疫部位具有独特的免疫抑制微环境,对单药免疫治疗响应较低,往往需要联合其他治疗及骨靶向药物治疗以改善预后。

Q 22　高龄患者使用免疫治疗的注意事项

1. 年龄并非能否使用免疫治疗的决定因素

包括KEYNOTE-024/KEYNOTE-189、CHECKMATE-227/CHECKMATE-153/CHECKMATE-171 在内的关键 Ⅱ/Ⅲ 研究的亚组分析显示,免疫治疗可为各年龄组及 ECOG PS 评分 0~2 分 NSCLC 患者带来生存获益或获益趋势,且毒性并未显著增加。虽然各研究中老年患者的年龄定义有所不同,但对于整体老年人群,甚至是 ECOG PS 评分 ≥2 分的老年患者均可从免疫治疗中获益,获益多与较年轻患者近似,甚至更佳,安全性良好。

另一项汇总分析共纳入了 KEYNOTE-010、KEYNOTE-024、KEYNOTE-042 研究中 264 名 PD-L1 阳性的老年晚期 NSCLC 患者,总结老年患者(≥75 岁)

的总生存时间和安全性数据。对 KEYNOTE-024 及 KEYNOTE-042 研究中 PD-L1≥50% 的人群根据年龄进行分层后发现，与化疗相比，≥75 岁人群经帕博利珠单抗治疗后的死亡风险下降 59%，优于 <75 岁患者的 29%。

2. 高龄患者可以考虑选择单药免疫

2022 年的 FDA 汇总分析显示，当免疫联合化疗用于 PD-L1≥50% 的高龄患者（≥75 岁）时，免疫联合化疗相较于免疫单药并未带来总生存时间及无疾病进展生存时间的获益。不仅如此，联合方案用于 PD-L1 表达 1%~49% 的高龄患者中也无生存时间获益。

3. 高龄患者免疫治疗相关不良反应发生率更高

2021 年更新的 FDA 不良事件报告系统显示，与接受免疫检测点抑制剂单药或联合治疗的 18~64 岁的患者相比，≥65 岁患者发生免疫治疗相关不良反应的比例更高（33.3% vs. 41.55%）。

4. 高龄患者需要注意合并用药

老年人群合并疾病多，故在接受免疫治疗的同时也需要重视伴随药物对临床结局的影响。一项荟萃分析纳入了 13 项研究（样本量 3 331），分析在免疫检查点抑制剂治疗期间使用的合并药物与 OS、PFS 的关系，其中 5 项评价他汀类药物、6 项评价非甾体抗炎药、5 项评价低剂量阿司匹林、8 项评价二甲双胍，以及 4 项评价 β 受体阻滞剂。结果表明，在免疫检查点抑制剂治疗期间，合并使用他汀类药物与 OS、PFS 改善有关；伴随使用低剂量阿司匹林与 PFS 更优有关；而合并使用非甾体抗炎药、β 受体阻滞剂和二甲双胍与生存时间之间无显著相关性。

💬【编者观点】

年龄似乎不是影响患者生存时间的关键因素，高龄患者使用免疫治疗生存获益与年龄较轻患者人群相似甚至更优。在 PD-L1 阳性高龄患者人群中，单药免疫和免疫联合治疗获益相当。老年人群的免疫相关性不良反应发生风险可能更高。高龄患者往往合并营养不良、低体重以及多种合并症、合并用药，临床实践中建议对高龄患者的身体状况进行全面评估，包括体重及体力状态等，再根据具体情况选择个体化的剂量方案。

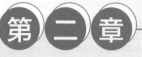

第二章

合并其他疾病及合并用药对
免疫治疗的影响

第一节 | 合并其他疾病对免疫治疗的影响

❶ 23 肌钙蛋白多少以上不能使用免疫治疗？

肌钙蛋白是心肌损伤（如心肌炎或心肌梗死）时可在血液中检测到的生物标志物，其特异度和灵敏度高。肌钙蛋白包括 3 个亚型，即肌钙蛋白 T、肌钙蛋白 I 和肌钙蛋白 C。主要通过检测肌钙蛋白 T 和肌钙蛋白 I 来诊断心肌损伤，且 I 特异性更高。

肌钙蛋白升高提示存在心肌损伤，但单一指标不能作为评价是否能够进行免疫治疗的标准。因为肌钙蛋白升高并非均由免疫毒性引起的心脏损伤所致，比如原发性心脏病、肾脏疾病和糖尿病也会引起肌钙蛋白升高。一旦发现肌钙蛋白异常，需要结合患者的临床症状、其他心脏损伤生物标志物、心电图、超声心动图等结果分析，充分鉴别诊断，判断肌钙蛋白升高与免疫治疗所致心脏毒性是否相关。

1. 如果患者在接受免疫治疗前已发现肌钙蛋白升高，需要进行排他性诊断，比如存在高血压、心脏病等基础疾病。这些疾病并非免疫治疗禁忌证，仍可启动免疫治疗。

2. 如果在免疫治疗过程中新出现肌钙蛋白升高，首先需要排除原发性心脏疾病或其他并发症。如能明确肌钙蛋白升高与免疫治疗有关，则根据中国临床肿瘤学会（CSCO）指南推荐进行管理。

（1）患者无明显心血管症状，仅伴有心功能指标异常时（比如肌钙蛋白 0.144ng/ml，仅略高于正常值），可以继续使用免疫治疗。

（2）存在轻微心血管症状伴心律失常，需要停用免疫治疗，给予糖皮质激素治疗。

（3）明显的心血管症状，比如已进展为免疫性心肌炎，则需尽快给予激素冲击治疗，并进行多学科会诊，永久停用免疫治疗。

24　冠脉支架植入的患者能使用免疫治疗吗？

冠状动脉粥样硬化是一种以慢性炎症为特征的心血管疾病，纤维斑块帽和脂质核心分离导致冠状动脉粥样斑块破裂，可能诱发急性心肌梗死。一些急性炎症（如感染）或慢性炎症（如银屑病）、系统性红斑狼疮和类风湿关节炎会加速冠状动脉粥样硬化和斑块破裂。PD-1、PD-L1 及 CTLA-4 抑制剂等 ICI 是动脉粥样硬化过程中重要的负向调控因子，然而 ICI 是否通过抑制上述关键靶点导致动脉粥样硬化进展及增加相关心血管事件风险尚无循证医学证据。

冠脉支架植入术一般适用于急性心肌梗死、严重心绞痛等患者，术后患者需要常规服用抗血小板药如氯吡格雷、阿司匹林，同时，患者应常规服用他汀类药物降血脂治疗，并控制好血压、血糖。

1. 免疫治疗可能会导致冠心病发病率升高

一项纳入 22 项研究的荟萃分析报道在 NSCLC 中使用 PD-1/PD-L1 抑制剂的心血管不良反应发生率，其中呼吸心搏骤停发生率为 1.0%，心力衰竭发生率为 2.0%，心肌梗死发生率为 1.0%。另一项荟萃分析发现，6 543 名接受 ICI 治疗的 NSCLC 患者心肌梗死的发病率为 1.1%（95%CI 0.5%~2.1%）。另一项随机 1∶1 各纳入 2 842 例患者的配对队列研究，发现接受 ICI 治疗的患者发生动脉粥样硬化相关心血管事件的风险是对照组的 3 倍（HR=3.3，95%CI 2.0~5.5；P<0.001），各次要结局的发生风险亦相似。病例交叉研究结果提示，接受 ICI 治疗前、后两年内心血管事件从每 100 人年发生 1.37 例增加至 6.55 例（HR=4.8，95%CI 3.5~6.5；P<0.001）。有数项临床研究表明，使用 ICI 后心肌梗死、缺血性中风和冠心病等事件的发病率显著增加。影像组学发现接受 ICI 治疗后患者主动脉的斑块总体积进展速度是治疗前的 3 倍多（治疗前每年进展 2.1%，治疗后每年进展 6.7%）。ICI 可能通过激活冠状动脉粥样硬化斑块中的炎症引发纤维帽破裂、急性冠状动脉血栓形成和心肌梗死。

2. 免疫治疗合并使用抗凝药物的出血风险较低

ICI 所致出血风险较低。免疫治疗可能导致免疫性血小板减少症及获得性血友病，可能导致出血。但有真实世界研究显示，在接受 ICI 单独或联合治疗的 1 038 例癌症患者中,仅 1.73%(18 例)出现因 ICI 所致的不低于 G3 的血小板减少症。其中 4 例出现血小板减少症相关出血并发症:2 例胃肠道出血,1 例硬脑膜下血肿,1 例脑转移的出血性转化。

治疗冠心病常用药物可能与 ICI 存在协同作用。

(1)阿司匹林:5 篇在 ICI 治疗期间使用小剂量阿司匹林的研究发现,小剂量阿司匹林与较好的 PFS 相关,与 OS 无关。如果同时使用他汀类药物和小剂量阿司匹林,那么对治疗结果有积极影响。

(2)氯吡格雷:小鼠实验表明,血小板可通过抑制肿瘤微环境中 CD8$^+$ T 细胞功能来影响免疫疗效,给予小鼠阿司匹林 + 氯吡格雷 +ICI 可以增加抗肿瘤疗效,但目前无临床数据证实双抗联合 ICI 可以增加抗肿瘤疗效且出血风险在安全范围内。

(3)他汀类药物:一项纳入 390 例晚期或复发的 NSCLC 的回顾性分析提示,在他汀类药物使用背景下接受 PD-1 抑制剂治疗患者的 OS 较未接受他汀类药物的患者显著延长。另一项随机 1∶1 各纳入 2 842 例患者的配对队列研究发现使用他汀类或糖皮质激素会使斑块进展降低 50%。

目前尚无高级别循证医学证据表明 ICI 是否可以破坏已经存在的动脉粥样硬化斑块并引发急性心脏事件,或增加癌症幸存者出现新的心血管疾病的风险。ICI 联合应用其他心脏毒性药物增加心血管风险,对于存在自身免疫性疾病的患者,如风湿性多肌痛、类风湿关节炎、系统性红斑狼疮和结节病,尤其是心脏受累的患者,有更高的心血管风险。因此应对所有患者进行基线评估,根据患者的基线风险进行个性化治疗。对存在风险因素的患者提供监测方案,ICI 治疗前 12 周(四个周期)心血管不良事件发生率较高,应重点关注。

【编者观点】

免疫治疗可能会导致冠心病发病率升高,但目前尚无证据证明基线存在冠心病的患者使用免疫治疗后生存较未使用免疫治疗患者更差。对于合并应用其他心脏毒性药物或者伴随其他可能影响心脏的自身免疫性疾病的患者需要个体化评估并密切监测随访。此外,免疫治疗所致出血风险较低,冠脉支架植入术后常规使用药物与免疫治疗合用可能存在协同效应,但仍需要开展临床研究以明确二者合用对患者结局的影响。

25　装有心脏起搏器的患者能使用免疫治疗吗?

1. 立足循证医学证据,当前心功能不全患者几乎都被排除在临床研究之外,现有数据大多来自真实世界研究。一项纳入 27 例接受 PD-1 抑制剂治疗的心脏、肾脏或肝脏功能不全的晚期实体瘤患者的回顾性研究发现,免疫相关不良反应(irAE)不常见,仅 2 名患者出现 3 级 irAE。8 名患者出现器官功能不全恶化,与免疫治疗无关,且通过支持治疗可缓解。这表明免疫治疗用于基线心功能不全患者时出现的 irAE 可耐受,器官功能恶化罕见且可控。但另一项回顾性研究发现,双免疫检查点药物联合或存在心脏病史是唯一可能引起心脏毒性的风险因素。

立足免疫相关心脏毒性的预防,患者本身存在心律失常或射血分数较低时,需要慎用甚至禁用免疫治疗。以基线存在心律失常的患者为例,这类患者常需要使用药物或非药物方案对心律失常进行干预,不建议这类患者接受免疫治疗。对于射血分数低(如 <50%)的患者来讲,免疫治疗等药物可能会加重其心脏负担,使用免疫治疗需谨慎。

因此,从临床经验来讲,单一心脏疾病史或支架植入尚不能成为免疫治疗使用与否的决定因素,而是需要结合患者疾病心脏疾病的恢复程度、年龄、疾病状况等综合判断其风险与获益,PS 评分可作为评估指标之一。此外,免疫单药或联合使用的方案选择也至关重要。PS≤2 分可考虑免疫单药,安全性尚可;PS≥3 分,不建议使用免疫治疗。

2. 免疫治疗本身所致的出血及血栓风险

值得注意的是,免疫治疗本身可能存在出血及静脉血栓栓塞(VTE)风险。众所周知,免疫治疗可能导致免疫性血小板减少。但从真实世界研究来看,免疫治疗单药或联合应用时,仅 1%~2%(18/1 038)出现≥G3 血小板减少,发生血小板减少症相关的出血仅 4 例。故对于免疫治疗所致出血的病例相对少见。2021 年发表于 *Blood* 的一项回顾性研究显示,在 672 例接受 ICI 治疗的癌症患者中,VTE 累积发生率为 12.9%,NSCLC 亚组也达到 11.7%,且 VTE 与死亡风险增加显著相关(HR=3.09,95%CI 2.07~4.60)。故接受免疫治疗的患者需要注意 VTE 发生的可能性。

3. 合并用药的疗效和安全性

有冠脉支架植入史的患者存在支架内血栓风险,故术后需要接受抗血小板治疗。此外,合并房颤的冠心病患者还可能需要口服抗凝药物(OAC)治疗。因此,需要考虑免疫治疗与抗栓药物合用的疗效,尤其是安全性问题。

目前,探讨不同抗栓药物与免疫治疗联用安全性及疗效的研究较少,仍待深入探索。一项在 280 例接受一线及以上 ICI 治疗的转移性黑色素瘤患者中进行的回顾性研究显示,免疫治疗期间无论是否伴随抗凝药物使用,均不影响患者无疾病进展生存期及总生存期,且合并抗凝药物使用未增加患者的出血并发症风险。提示这类患者可以在接受免疫治疗的同时继续维持抗凝药物使用。另一项探讨合并用药对免疫治疗期间临床结局影响的系统回顾及荟萃分析则显示,小剂量阿司匹林与较好的无疾病进展生存期相关,与总生存期无关。此外,有临床前研究发现,血小板可通过抑制肿瘤微环境中 $CD8^+$ T 细胞功能来影响免疫疗效,给予小鼠阿司匹林 + 氯吡格雷 +ICI 可以增加抗肿瘤疗效,但目前无临床数据证实双抗联合 ICI 可以增加抗肿瘤疗效且出血风险在安全范围内。

【编者观点】

单一心脏疾病史或冠脉支架植入使用尚不能成为免疫治疗使用与否的决定因素。当前我国接受免疫治疗的患者人群正在逐步扩大,但心脏毒性发生率相对较低。期待未来能够开展多中心的前瞻性或回顾性研究,以评估心脏毒性的预测因素,从而筛选出高风险人群。

26 脑积水的晚期 NSCLC 的患者能否使用免疫治疗?

脑转移患者与一般晚期 NSCLC 患者的免疫治疗策略无明显差异。从循证医学证据出发,众多亚组分析显示,免疫治疗用于颅内及颅外病灶的缓解率一致性较高,这与免疫治疗通过调节免疫功能来抑制肿瘤有关。KEYNOTE 系列的多项研究及其他免疫治疗的研究显示,帕博利珠单抗或其他免疫疗法治疗伴有脑转移的患者均有 OS 获益。对 KEYNOTE 系列研究进行汇总分析也表明,与化疗相比,帕博利珠单抗治疗 PD-L1 ≥50% 或 ≥1% 的脑转移患者的 OS、PFS 及 *ORR* 有获益趋势。

如果患者合并脑水肿,需要根据症状做出治疗选择。如果患者病情稳定(无症状或无明显症状),即便合并脑水肿仍可进行免疫治疗。如果存在明显的脑部症状,需要给予干预,如放射治疗等,待症状得到控制后再接受免疫治疗。

有关免疫治疗用于脑转移患者,仍有多个课题待进一步探索,比如免疫治疗对于脑转移患者颅内 PFS、颅内 *ORR* 等的影响;大分子药物在脑脊液的分布情况；脑部肿瘤微环境与颅外病灶的免疫微环境是否一致等。

27 糖尿病和慢性肾功能不全的患者能使用免疫治疗吗？

《中国临床肿瘤学会（CSCO）免疫检查点抑制剂相关的毒性管理指南2021》和 *Management of Immune-Related Adverse Events in Patients Treated With Immune Checkpoint Inhibitor Therapy：ASCO Guideline Update* 指出，免疫治疗可导致高血糖/糖尿病发生，属于罕见免疫相关不良反应（irAE）。免疫治疗相关糖尿病的发生率如下表（表 2-1-1）：

表 2-1-1 常见免疫药物导致 1 型糖尿病的发生率

免疫药物	1 型糖尿病发生率 /%
抗 PD-1 单抗	
纳武利尤单抗	0.9
帕博利珠单抗	0.2
抗 PD-L1 单抗	
阿维鲁单抗（avelumab）	0.1
阿替利珠单抗	0.2~0.3
度伐利尤单抗	0.1

在既往的临床研究中，阿替利珠单抗和帕博利珠单抗的部分研究纳入了肾功能损害的患者，肌酐清除率 <60ml/min 的患者中使用免疫药物并未见到肾损害及其他免疫不良事件增加的情况，疗效也与总体人群相当（表 2-1-2）。因此有学者认为，在轻中度肾功能不全患者使用 ICI 安全性和疗效相当，不应列为禁忌。而帕博利珠单抗说明书指出，轻度或中度肾功能不全患者无须剂量调整，但尚未在重度肾功能不全患者中进行研究。

【编者观点】

基于上述循证数据梳理，免疫药物诱发糖尿病的发生率极低，但对于合并糖尿病患者接受免疫治疗期间仍有血糖水平进一步升高的风险，值得关注与加强血糖管理。合并轻中度肾功能不全的患者使用免疫药物总体而言是安全的，但重度肾功能不全患者缺乏研究数据，需要慎重权衡利弊选择。

表 2-1-2 不同研究报告肾功能损害患者免疫治疗疗效和不良事件情况表

研究类型	患者	肾功能受损患者数	治疗策略	临床结局	安全性
多中心、单臂、双队列、Ⅱ期	晚期局部或转移性尿路上皮癌,既往接受铂类药物化疗	肌酐清除率<60ml/min:110例(36%)	阿替利珠单抗1 200mg,每3周1次	ORR(RECIST V1.1):15% / ORR(iRECIST):19% / mPFS:2.1个月 / mOS:7.9个月	任何irAE:23例(7%) / G3~4 irAE:15例(5%) / 未观察到免疫介导导致的肾毒性
多中心、单臂、Ⅱ期	晚期局部或转移性尿路上皮癌,不适合顺铂治疗	30ml/min<GFR<60ml/min:83例(70%)	阿替利珠单抗1 200mg,每3周1次	整体,IC Ⅱ/Ⅲ,IC Ⅰ/Ⅱ/Ⅲ,ICI Ⅰ,IC0亚组的 ORR:23%、28%、24%、21%、21% / 肾功能受损亚组 ORR:25% / 整体,IC Ⅱ/Ⅲ,IC Ⅰ/Ⅱ/Ⅲ,ICI Ⅰ,IC0亚组的 ORR:23%、28%、24%、21%、21% / 整体 mPFS:2.7个月 / 整体 mOS:15.9个月 / 肾功能受损亚组 mOS:14.1个月	任何irAE:79例(66%) / G3~4 irAE:19例(16%) / 肾衰:2例(2%) / 大多数治疗中止与死亡由PD所致
多中心、回顾性	接受抗PD-1治疗的晚期实体瘤患者,基线器官(心脏、肾脏、肝脏)功能不全	肌酐≥2mg/dl或GFR≤30ml/min:17例(63%)	帕博利珠单抗或纳武单抗尤单抗	ORR:19% / 接受帕博利珠单抗治疗且存在基线肾功能损害的黑色素瘤患者是唯一实现CR的患者 / mPFS:168天 / mOS:未达到	irAE:不常见 / G3~4 irAE:2例(7%) / 器官功能恶化:8例(30%),均与免疫治疗无关 / 未观察到irAE导致明显的器官功能恶化

Q 28　尿常规检测异常的患者使用免疫治疗有禁忌吗?

尿常规检测是泌尿系统最基本的检查项目,虽然不能单纯通过尿常规结果来诊断疾病,但尿常规中一些异常同样能够为疾病诊断提供一定的参考价值。对于基线及免疫治疗过程中出现的尿常规检测异常,首先需要判断其异常的原因,进而分析是否会影响后续的免疫治疗。

1. 尿潜血阳性　尿潜血为阳性时,说明尿液中存在一定数量的红细胞,此时要进一步排查尿红细胞的来源及病因。它可以见于一些生理情况,比如喝水过少、憋尿等;还可以见于月经期,此时会受经血的污染。这种情况不影响免疫治疗的使用。尿潜血阳性也有可能是病理性因素,对于成人,比较常见的是尿路感染。尿路感染时尿潜血阳性,还伴有尿频、尿急、排尿疼痛等症状,此外尿常规中还可见大量白细胞。因急性泌尿系统感染所致炎症,禁用免疫治疗。待急性感染得到控制后仍可考虑免疫治疗。如果尿潜血阳性,伴有明显的腰腹部疼痛,则考虑泌尿系结石引起的血尿,建议行泌尿系超声检查,明确是否有尿路结石,尿路结石疼痛缓解后可以考虑使用免疫治疗。老年患者如果单纯尿潜血阳性,没有任何疼痛症状,建议常规行泌尿系超声检查,排除泌尿系恶性肿瘤可能,如果超声检查怀疑肿瘤,则需要进一步行 CT 检查来诊断。如果相关脏器肿瘤(如宫颈癌、结直肠癌)侵犯泌尿系统而引起尿潜血、尿蛋白阳性,免疫治疗是权威指南推荐的 PD-L1 表达阳性患者的治疗方案之一,并非禁忌。

2. 尿蛋白阳性　蛋白尿出现的原因也包括生理性因素,比如一过性功能性蛋白尿,常发生在青壮年身上,精神紧张、受热/受冷刺激、剧烈运动、劳累后等情况不影响免疫治疗的使用。蛋白尿的病理性因素包括肾脏疾病、尿路感染、多发性骨髓瘤,其中肾脏疾病是最常见的原因,如肾病综合征、慢性肾小球肾炎、肾小管中毒损伤、肾移植术后、糖尿病肾病、狼疮肾炎等。肾脏疾病引起的蛋白尿会持续存在,尿常规往往不仅仅是发现尿蛋白高,有的还会伴有血尿、管型尿和白细胞尿。对于出现蛋白尿的患者,免疫治疗前应考虑肾内科会诊,以评估肾穿刺活检的必要性,从而对活动性免疫性肾炎(表现为镜下血尿 + 蛋白尿)等基础疾病进行排除,如果患者存在活动性免疫性肾炎,需要长期使用激素治疗,不建议进行免疫治疗。

3. 尿胆原阳性　尿胆原阳性的原因也包括生理性的因素,主要是在用餐以后,尿液为碱性时,尿胆原可能会出现偏高的现象,这种情况复查之后,一般会转为阴性,不影响免疫治疗的使用。而病理性尿胆原偏高,主要原因是肝细胞受损,红细胞破坏增加,以及尿胆原的蓄积。肝细胞受损见于肝炎、重度脂肪肝、肝硬化、心力衰竭、肝脏恶性肿瘤等疾病。红细胞破坏可见于严重烧伤、败血症、溶血性贫血等。尿胆原蓄积见于胆道梗阻性疾病,除肝脏恶性肿瘤导致外,其余的因素引起的尿胆原阳性,建议在原发疾病控制后再行免疫治疗。

4. 尿糖阳性 尿糖阳性表明尿液中葡萄糖浓度较高且能检测出。尿糖来源于血糖,血液中葡萄糖在肾脏通过肾小球滤过,正常情况下这部分滤过的葡萄糖在肾小管又被重吸收入血,因此通常正常人尿液中的葡萄糖无法测出而呈阴性。尿糖阳性可见于生理性因素,比如大量摄入糖导致的尿糖升高,妊娠中后期单纯性出现尿糖阳性也不能作为糖尿病的依据。病理性尿糖阳性多见于糖尿病,因过多的葡萄糖不能被肾小管重吸收而随尿液排出。糖尿病患者应在内分泌会诊,达到血糖控制后再行免疫治疗。此外,如果反复尿糖阳性,而血糖正常,则要进行相关检查排除是否存在肾性糖尿。肾性尿糖出现的原因与肾脏功能不全有关,多为肾小管重吸收功能低下所致,多见于慢性肾炎、肾病综合征、家族性糖尿病及新生儿糖尿病等。

5. 尿酮体阳性 酮体是机体分解脂肪时的代谢产物,如果尿酮体阳性,要结合尿糖结果共同判断。尿酮体阳性,而且尿糖也阳性,多提示机体血糖水平较高,而胰岛素处于相对分泌不足的状态。这时需要适当补液及补充胰岛素来纠正糖尿病酮症状态,否则有可能会导致糖尿病酮症酸中毒,患者有生命危险。应在内分泌会诊,达到血糖控制后再行免疫治疗。

6. 尿白细胞阳性 尿常规检查提示白细胞阳性,表示患者尿液中的白细胞超过了正常值,即每高倍镜视野下白细胞数目超过了 10 个,提示有泌尿系统的感染。尿道炎、膀胱炎、肾盂肾炎都会引起尿白细胞阳性。因急性泌尿系统感染所致炎症,禁用免疫治疗。待急性感染得到控制后仍可考虑免疫治疗。

7. 管型尿 管型尿指尿液中出现了圆柱形蛋白聚体,必须借助尿沉渣镜检才能发现。正常人尿液中无管型或仅偶见透明或细颗粒管型,若管型数量增加或发现其他管型,均为肾脏病理损伤的指征。管型尿常和蛋白尿、血尿相伴存在,依据管型的形态不同可分为透明管型、细胞管型、颗粒管型、蜡样管型、脂肪管型、宽大管型、细菌管型等。出现管型尿通常提示在肾小球或肾小管或两者均有病变,应由肾内科处理好原发肾脏疾病后,再行肿瘤免疫治疗。

8. 对于免疫治疗后出现的尿常规异常,如尿潜血阳性或尿蛋白半定量(+),目前尚无研究提示存在绝对使用禁忌证,可继续使用,并定期监测肾功能。从循证医学证据来看,免疫治疗后出现肾功能损害或肾脏相关不良事件的发生率较低,但二者有一定相关性。KEYNOTE-042 研究发现,接受帕博利珠单抗治疗的 600 余例患者中,仅 3 例发生肾炎,1 例为 3~4 级。另一项研究对接受帕博利珠单抗联合化疗的 405 例患者的不良反应分析也显示,肌酐水平增加和肾脏并发症的发生率分别为 2.1% 和 1.7%。危险因素分析还显示,免疫性肾损伤与基线肌酐清除率相关,但与基线尿蛋白及尿潜血暂未见明显相关性。从临床中开展的免疫治疗试验分析可知,如果患者尿蛋白半定量小于(++),可进行 24 小时尿蛋白检测,结果 <2g 可继续免疫治疗,若 24 小时尿蛋白≥2g 则停用。

【编者观点】

当尿常规检测出现异常时,应结合患者病史、血清学检测,以及泌尿道影像学检测,明确尿常规异常原因,给予对症治疗后,可考虑使用免疫治疗。

ⓠ 29　有间质性肺炎的晚期 NSCLC 患者能使用免疫治疗吗?

对晚期 NSCLC 患者来说,免疫治疗显著延长了患者生存期,取得了令人满意的疗效。但有间质性肺炎的晚期 NSCLC 患者在选择免疫治疗时可能会受一定限制。

目前循证医学证据表明,患有间质性肺炎确实会增加免疫治疗后出现免疫相关性肺炎的风险,可能会导致晚期 NSCLC 患者对免疫治疗的应答效果不佳。在大多数肺癌的药物临床试验中,严重的间质性肺炎患者常常被排除在外,因此目前仍没有针对此类患者的标准药物治疗方案。据癌症免疫治疗学会(Society for Immunotherapy of Cancer,SITC)2021 年发布的免疫检查点抑制剂相关不良事件的临床实践指南显示,对于先前存在间质性肺炎的患者来说,在开始免疫治疗前,应提前进行肺功能测试和风险评估,谨慎地做出免疫治疗的选择。因此,对于有间质性肺炎的晚期 NSCLC 患者来说,虽然接受免疫治疗后发生免疫相关性肺炎的风险增加,但若在治疗过程中密切监测患者病情变化,免疫治疗还是有望成为这部分患者的治疗选择。然而目前我们对间质性肺炎的严重程度评估缺乏量化,单一的影像学手段不能准确评估和免疫相关性肺炎的发生发展。因此,如何在间质性肺炎中寻找免疫治疗的获益人群和安全人群是目前亟待解决的问题。

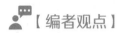【编者观点】

间质性肺炎是晚期 NSCLC 患者使用免疫治疗的相对禁忌，而非绝对禁忌，目前对于有间质性肺炎的晚期 NSCLC 患者是否可使用免疫治疗仍无定论，如需使用应当准确评估，谨慎选择，并在治疗期间严密观察，谨防免疫相关性肺炎的发生。

30　血小板低的患者能使用免疫治疗吗？

免疫治疗导致的血小板减少症相对少见。既往文献报道，所有级别血小板减少症的合并发生率为 2.8%，3~5 级发生率为 1.8%。

首先应当对血小板减少症的原因及严重程度进行评估，并进行分级治疗，应给予升血小板治疗，皮质类固醇已被证明有效。

非免疫治疗相关的原因包括：

1. 采用骨髓穿刺等来鉴别诊断是否存在原发性血液系统疾病或原发肿瘤的骨髓转移。

2. 感染性疾病，病毒、细菌或支原体感染也会导致血小板降低。

3. 某些自身免疫系统疾病也会引起血小板降低，比如特发性血小板减少性紫癜（ITP）。

4. 化疗导致的血小板下降。

以上对于这些非免疫治疗相关原因引起的血小板减少，应积极针对原发疾病治疗，并给予升血小板治疗。待血小板恢复正常后，根据毒副反应的分级管理再决定是否可以考虑使用免疫治疗。

31　甲状腺功能亢进的患者能使用免疫治疗吗？

自身免疫性内分泌腺功能障碍是免疫检查点抑制剂最常见的 irAE 之一，垂体、甲状腺、胰腺、肾上腺和甲状旁腺都可能受到影响。其中甲状腺功能障碍是最常见的内分泌 irAE 类型，大多发生在给药后的 2~6 周。一项纳入 38 项随机临床试验包含 7 551 名患者的荟萃分析显示，甲状腺功能减退的总体发病率约为 6.3%，伊匹木单抗治疗发生率最低（3.8%），联合治疗发生率最高为（13.2%），而 3 级及以上甲状腺功能减退发生率为 0.12%；甲状腺功能亢进的总体发病率估计为 2.9%，PD-L1 抑制剂发生率最低（0.6%），联合治疗发生率最高

(8.0%),3级及以上甲状腺功能亢进发生率为仅 0.01%。综合结果显示致甲状腺功能减退风险由高到低依次为 PD-1 抑制剂、PD-L1 抑制剂和 CTLA-4 抑制剂;致甲状腺毒症风险由高到低依次为 PD-1 抑制剂、CTLA-4 抑制剂和 PD-L1 抑制剂。另一项研究显示,免疫治疗后甲状腺功能障碍发病率约为 5%~8%,联合治疗可高达 14%~20%。因甲状腺功能减退和甲状腺功能亢进都是细胞毒性 T 细胞介导的破坏性甲状腺炎不同阶段的临床表现,大多数患者初始表现为甲状腺功能亢进,随后出现甲状腺功能减退,而极少数患者发展为毒性弥漫性甲状腺肿(Graves 病)。

毒性弥漫性甲状腺肿是甲状腺功能亢进的主要疾病表型,属于自身免疫性疾病,在人群中的总发病率约 1%,女性的发病率远高于男性,其发病机制是机体免疫系统产生了能够特异性识别促甲状腺激素受体(TSHR)的激活型抗体,甲状腺细胞表面的 TSHR 受到抗体持续激活进而引起甲状腺分泌过多的甲状腺素引发疾病。关于免疫检查点抑制剂对既往有甲状腺功能亢进的患者的影响缺乏大规模的研究,大多为个案报道。回顾性研究报道了 1 例 Graves 病患者在使用纳武利尤单抗后出现加重,而另 1 例使用帕博利珠单抗后甲状腺功能没有变化。另有报道在使用伊匹木单抗后一例患者发展为重度甲状腺眼病。此外,有报道 3 例有 Graves 病的患者免疫治疗(2 例使用纳武利尤单抗,1 例使用帕博利珠单抗)后均出现甲状腺功能减退,另一例小细胞肺癌的女性患者在接受阿替利珠单抗治疗后也出现严重的甲状腺功能减退,在后续免疫治疗期间一直使用甲状腺激素替代治疗。另一名有 Graves 病的转移性 NSCLC 的 62 岁男性患者,免疫治疗后肿瘤获得完全且持久的缓解,并且没有出现免疫相关的不良事件。一项回顾性分析纳入了 19 例既往存在甲状腺功能亢进的患者,其中 31.6% 患者使用免疫检查点抑制剂治疗后 TSH 无改变,52.6% 患者出现恶化,15.8% 患者恢复正常。

对于既往有甲状腺功能亢进的患者,免疫治疗后是否会出现与正常人相似的甲状腺功能障碍发生率,根据目前仅有的小规模病例报道,仍难以估算。但考虑到既往研究结果所提示的免疫治疗后发生甲状腺 irAE 的患者总体上拥有更长的总生存期和更低的死亡率,甲状腺功能亢进患者的死亡率风险比无甲状腺 irAE 患者更差;对于正常患者,免疫治疗后甲状腺功能减退的发生率更高,获得更长生存的概率也更高。那么,对于甲状腺功能亢进患者是否要选用免疫检查点抑制剂,需要综合衡量甲状腺功能亢进患者接受免疫检查点抑制剂后出现甲状腺功能亢进加重导致患者生存质量下降,还是出现甲状腺功能减退从而获取更长生存,以及二者之间可能的关系。

【编者观点】

甲状腺功能障碍是与免疫检查点抑制剂相关的最常见的 irAE 之一。目前关于免疫疗法对有甲状腺功能亢进的患者影响知之甚少，有报道免疫检查点抑制剂可加重先前存在的 Graves 病或将其转化为自身免疫性甲状腺功能减退。因此，建议已存在的自身免疫性甲状腺功能亢进或任何其他自身免疫性疾病患者使用免疫检查点抑制剂前，多学科团队充分讨论后再选择合适的治疗方案。

Q 32 风湿性疾病合并肺癌能使用免疫治疗吗?

ICI 已被纳入大多数类型肺癌的治疗方案中，从根本上改变了肺癌治疗的前景。然而凡事有一利必有一弊，以 PD-1/PD-L1 抑制剂为代表的 ICI 在强化了免疫系统对癌细胞杀伤作用的同时，也会对人体内的正常组织发起错误攻击，导致免疫治疗相关的肺炎、甲状腺炎、心肌炎等。PD-1/PD-L1 抑制剂所致的不良反应在发病机制上与自身免疫性疾病相似，那么也面临一类问题：合并风湿性疾病的肺癌患者能否使用 PD-1/PD-L1 抑制剂进行免疫治疗？

风湿性疾病是指累及关节、骨骼、肌肉、血管及结缔组织或软组织的一类疾病。临床上，同时有风湿性疾病和肺癌这两种疾病的患者并非少数。风湿性疾病如皮肌炎、多发性肌炎、类风湿关节炎、系统性红斑狼疮、干燥综合征、系统性硬化等可导致肿瘤发生率升高，其中皮肌炎是所有风湿性疾病中最容易合并恶性肿瘤的疾病，其中以合并肺癌的风险为最高。对于这些患者来说，最大的风险就是接受 PD-1/PD-L1 抑制剂治疗期间出现"风湿病"的急性加重。因此，以风湿性疾病为代表的自身免疫性疾病被认为是发生严重 irAE 的潜在诱因。由于上述风险的存在，临床试验通常是将这些患者排除在外的。那么这些患者能否进行免疫治疗，安全性如何，是否有效？

北京大学第一医院风湿免疫科张卓莉教授团队分析了 ICI 在合并自身免疫疾病的肿瘤患者中的有效性和安全性。这项荟萃分析纳入来源于 14 篇文献中的 619 个受试者。其中 4 项转移性黑色素瘤，1 项 NSCLC，1 项转移性肾细胞癌和尿路上皮癌，其余研究是混合型肿瘤。研究结果证实，既往有风湿性疾病的肿瘤患者发生 irAE 或恶化的风险更高。但未来需要进行大样本的对照研究进行验证。免疫毒性在接受 ICI 治疗的外周动脉疾病患者中很常见，但通常比较温和，不需要中断治疗就可以控制。ICI 治疗对外周动脉疾病患者也有效,但应考虑密切监测和多学科协作,特别是对同时使用免疫抑制剂或类风湿关节炎的患者。同时,研究表明风湿性疾病患者接受 ICI 治疗也可以有临床获益。在多学科讨论和密切监测下,既往存在的风湿性疾病并非 ICI 治疗的绝对禁忌证。

另一项回顾性研究纳入了 56 例合并自身免疫性疾病的 NSCLC 患者,在接受 PD-1/PD-L1 抑制剂治疗之后,23% 的患者出现了自身免疫性疾病急性加重,但大多程度较轻。一项系统综述回顾性分析合并自身免疫性疾病的肿瘤患者应用 ICI 治疗的疗效和安全性,结果发现,在早期使用 ICI 治疗时,与活动性的风湿病相比,非活动性的患者在 ICI 治疗后更频繁地发生 3~4 级风湿病发作;而正在接受免疫抑制治疗的患者发生 3~4 级免疫相关毒副反应的发生率显著低于未接受相应药物治疗的患者。此外,合并重度风湿性疾病的患者接受 ICI 治疗后通常会获得更高的客观应答率。

总体而言,如果情况允许,合并风湿性疾病的肺癌患者可以考虑接受 PD-1/PD-L1 抑制剂治疗,而并非其绝对禁忌证。尽管治疗期间风湿性疾病发生急性加重的情况较为常见,但通常程度较轻,并且通过标准治疗流程大多可以控制。而且与普通患者相比,PD-1/PD-L1 抑制剂对这类患者的疗效并无显著差异。需要注意的是,如果风湿性疾病的程度相当严重,那么应该首选 PD-1/PD-L1 抑制剂之外的其他疗法,并通过多学科会诊来确定最终治疗方案。

【编者观点】

风湿性疾病不是免疫治疗的绝对禁忌证,但对于存在重度的风湿性疾病的肺癌患者,建议通过多学科会诊来确定最终治疗方案。未来是否可以针对合并风湿性疾病的肿瘤患者进行低剂量 PD-1/PD-L1 抑制剂治疗,需要前瞻性的随机对照研究来进一步证实。

33 合并 HIV/HBV/HCV 感染的患者能否使用免疫治疗?

合并 HBV/HCV/HIV 的肿瘤患者是指患者确诊肿瘤时,同时存在乙型肝炎病毒(HBV)、丙型肝炎病毒(HCV)或人类免疫缺陷病毒(HIV)的感染。目前的临床研究数据表明,免疫治疗用于合并 HBV、HCV 或 HIV 感染患者的安全性总体上良好。KEYNOTE-224 是一项单臂 II 期临床试验,评估帕博利珠单抗治疗进展或对索拉非尼不耐受的肝细胞癌患者的疗效。对于感染 HBV 患者(22 例)和 HCV 患者(26 例),帕博利珠单抗的安全性与已报道的安全性相一致,未出现病毒感染加重等不良反应。对 CHECKMATE 870 研究中 400 例亚洲 NSCLC 患者的分析显示,无论是否感染 HBV,纳武利尤单抗二线治疗晚期 NSCLC 患者的安全性相似。且除内分泌及皮肤毒性外,HBV 感染者并未出现 3~4 级治疗相关不良反应(表 2-1-3)。CHECKMATE 870 研究提示 HBV 患者并非免疫治疗的禁忌人群。期待更多的真实世界研究(real world study,RWS)对这类患者人群进行进一步分析。

表 2-1-3　CHECKMATE 870 研究中根据 HBV 感染状态分层的治疗相关不良反应

治疗相关的 AE	无 HBV 感染(n=383)		HBV 感染(n=17)		所有患者(n=400)	
	任何级别	3~4 级	任何级别	3~4 级	任何级别	3~4 级
内分泌	72(18.8)	3(0.8)	1(5.9)	0	73(18.3)	3(0.8)
皮肤	69(18.0)	6(1.6)	4(23.5)	0	73(18.3)	6(1.5)
肝脏	67(17.5)	9(2.3)	4(23.5)	0	71(17.8)	9(2.3)
肾脏	18(4.7)	2(0.5)	0	0	18(4.5)	2(0.5)
肺	14(3.7)	4(1.0)	1(5.9)	0	15(3.8)	4(1.0)
胃肠	12(3.1)	2(0.5)	0	0	12(3.0)	2(0.5)
输液反应	0	0	0	0	0	0

合并 HIV 且使用免疫治疗的肿瘤患者少见,多见于淋巴瘤患者。两项前瞻性研究显示,在包括 NSCLC 在内的合并 HIV 的晚期肿瘤中,使用免疫治疗无病毒激活且出现可观的抗肿瘤活性,安全性良好,未增加额外毒性。但这两项研究样本量相对较小,涉及的瘤种较多。

免疫治疗用于合并 HBV/HCV/HIV 的肿瘤患者可能存在增强病毒感染相关免疫应答的机制。在 HIV 感染中,ICI 可提升血液及组织中 HIV 特异性 CD4$^+$ 和 CD8$^+$ T 细胞水平,逆转 HIV 潜伏期,并通过激活 Fc 受体或增强 T 细胞杀伤作用来耗竭潜伏期感染细胞。在 HBV 或 HCV 感染中,免疫治疗同样能够使肝脏 HBV 或 HCV 特异性 CD4$^+$ 及 CD8$^+$T 细胞水平升高,清除感染的肝细胞,并增强乙型肝炎表面抗体(HBsAb)的产生,降低循环乙型肝炎表面抗原(HBsAg)水平。

【编者观点】

HIV、HBV 和 HCV 感染不是免疫治疗的绝对禁忌证,但对于在病毒感染活动期的肿瘤患者,应给予积极的抗病毒治疗,需要将病毒 DNA 拷贝数控制在安全范围内,同时进行相关脏器 / 系统功能评估。

🅠 34　乙肝抗原阳性患者使用免疫治疗病毒载量的安全范围

对于乙肝抗原阳性患者来说,乙型肝炎病毒(hepatitis B virus,HBV)病毒载量(HBV DNA 水平)反映了 HBV 复制水平的高低和传染性的大小。目前,关于乙肝抗原阳性患者的病毒载量在何范围对免疫治疗比较安全尚无定论。大多数晚期 NSCLC 一线免疫治疗的多中心、随机对照试验仅对入组患者的肝功能进行了规定[例如总胆红素≤1.5 倍正常上限,谷草转氨酶(GOT)及谷丙转氨酶(GPT)≤2.5 倍正常上限等],但对 HBV DNA 水平并无规定,并且已排除 HBsAg 阳性的患者。CHECKMATE 870 研究是一项使用纳武利尤单抗二线治疗亚裔晚期 NSCLC 的开放标签的ⅢB 期临床试验,该试验在纳入标准中规定若为 HBsAg 阳性需满足 HBV DNA<500IU/ml。最终纳入的 400 例患者中包含了 17 例 HBsAg 阳性患者(HBV DNA<500IU/ml),结果显示非 HBV 和 HBV 感染患者的安全性相似。不仅如此,HBV 感染患者的生存期中位数(mOS)和无进展生存期中位数(mPFS)也达到了 22.31 个月和 2.04 个月,在非 HBV 感染患者中分别为 14.16 个月和 3.61 个月。该项研究在有限的病例中提示对于 HBV DNA<500IU/ml 的 HBsAg 阳性的晚期 NSCLC 患者,使用免疫治疗可能是安全的,并且其生存获益并未受到影响。

而在针对肝细胞癌免疫治疗的国际或中国多中心、随机对照试验中,不仅对入组患者的肝功能有明确标准,同时对 HBV DNA 水平也进行了严格规定(表 2-1-4)。虽然不同研究略有差异,但大多数研究中将 HBV DNA 限制在 500~2 000IU/ml 之间。这些数据可为合并活动性 HBV 感染的肺癌患者使用免疫治疗提供一定的参考。

表 2-1-4　不可切除肝细胞癌免疫治疗随机对照研究中
纳入标准对 HBV DNA 水平的限定

研究名称	治疗方案	入组患者的 HBV DNA 水平
IMbrave1501	阿替利珠单抗 + 贝伐珠单抗 vs. 索拉非尼一线治疗不可切除肝细胞癌	活动性 HBV 患者,起始治疗前 28 天内 HBV DNA<500IU/ml 且在入组前接受≥14 天抗 HBV 治疗并在整个研究期间继续治疗
ORIENT-32	信迪利单抗 + 贝伐利珠单抗 vs. 索拉非尼一线治疗不可切除肝细胞癌	急或慢性活动性 HBV 感染(即① HBV DNA>2 000IU/ml 或 10^4 拷贝 /ml;② HBsAg 及抗 HCV 同时阳性)排除在外

续表

研究名称	治疗方案	入组患者的 HBV DNA 水平
RESCUE3	卡瑞利珠单抗 + 阿帕替尼一线或二线治疗未经治疗或一线靶向治疗耐药的晚期肝细胞癌	患者如存在 HBV 感染,则需满足 HBsAg 阳性且 HBV DNA<2 000IU/ml
KEYNOTE-2404	帕博利珠单抗 + 最佳支持治疗 vs. 最佳支持治疗 + 安慰剂二线治疗既往接受索拉非尼治疗的晚期肝细胞癌	满足下述条件且控制良好的 HBV 患者:首剂给药前,HBV 抗病毒治疗必须至少持续 12 周,HBV 病毒载量 <100IU/ml;接受 HBV 治疗且病毒载量 <100IU/ml 的受试者在整个研究治疗期间应保持相同的治疗;HBcAb 阳性、HBsAg 阴性、HBsAb 阴性或阳性且 HBV 病毒载量 <100IU/ml 的受试者无须 HBV 抗病毒预防治疗

【编者观点】

关于乙肝抗原阳性患者的病毒载量在何范围对免疫治疗比较安全尚无定论。目前大多数研究的参考值范围为 HBV DNA 水平 500~2 000IU/ml。考虑到乙肝阳性患者使用免疫治疗时的安全性,一方面建议在使用免疫治疗前应对患者的病毒载量及肝功能进行严格限制,另一方面建议在使用免疫治疗时应继续抗病毒治疗,将病毒载量控制在安全范围内。

Q 35 带状疱疹患者能否使用免疫治疗?

1. 疾病概览

带状疱疹是由水痘 - 带状疱疹病毒(VZV)导致的,人是其唯一宿主。病毒经呼吸道黏膜进入血液形成病毒血症,发生水痘或隐性感染,以后病毒可长期潜伏在脊髓后根神经节或者颅神经感觉神经节内。当免疫功能受损时,潜伏病毒会再次激活,并沿感觉神经纤维移至皮肤,使受侵犯的神经和皮肤产生强烈的炎症,发生神经痛。肿瘤患者是带状疱疹的高发人群,但目前缺乏前瞻性研究来评估肿瘤患者发生带状疱疹病毒感染的风险因素。

2. 免疫治疗用于合并带状疱疹的肿瘤患者的循证医学证据

有关免疫治疗用于合并带状疱疹或感染性疾病的肿瘤患者的回顾性研究及病例报道显示,与接受化疗者相比,免疫治疗可导致患者皮损增加。因此,首先应当明确带状疱疹处于急性期或慢性期。急性期患者一般 7~14 天可恢复（具有自限性），但需要根据其具体状况对用药进行分析与评估，目前不建议在急性期使用免疫治疗。慢性期患者在皮损恢复及激素减停后可接受免疫治疗，同时进行严格监测。

3. 合并用药对使用免疫疗效和安全性影响

（1）糖皮质激素与免疫治疗：目前关于是否应用糖皮质激素治疗带状疱疹仍存在争议。普遍观点认为在带状疱疹急性发作早期系统应用糖皮质激素并逐步递减可以抑制炎症过程，缩短急性疼痛的持续时间和皮损愈合时间，故需要关注免疫治疗与糖皮质激素合用是否存在不利影响。2020 年国际肺癌协会（IASLC）针对 ICI 用于胸部肿瘤的现有证据回顾及推荐中指出，目前的数据不支持将接受类固醇治疗的患者排除在 ICI 治疗之外，也不支持在免疫治疗开始时停止类固醇治疗。建议根据每个患者的不同情况来决定是否使用类固醇。2022 年德国实体瘤及血液肿瘤疱疹病毒再激活管理指南还指出，对于存在疱疹病毒感染史的患者，当需要接受长期、大剂量糖皮质激素（和/或伴随使用免疫抑制剂）治疗时，进行抗病毒预防治疗是合理的。

（2）抗病毒治疗与免疫治疗：暂未检索到在合并带状疱疹的肿瘤患者中探讨抗病毒药物与免疫疗法相互影响的研究。

【编者观点】

带状疱疹的慢性期患者在皮损恢复及激素减停后可接受免疫治疗，同时进行严格监测。在带状疱疹急性发作早期系统应用糖皮质激素并逐步递减可以抑制炎症过程。

36　有肺结核的晚期肺癌患者能否使用免疫治疗?

1. 明确诊断及肺结核的活动性

在肺癌诊断之初，首先应对肺部结节的性质进行鉴别诊断，明确是否为结核或肿瘤。由于有数据显示肺结核患者发生肺癌的概率增加，故确诊肿瘤后还应当在基线时对是否合并结核感染进行排查，除了 CT 影像学的特征性表现，还需进行包括结核杆菌斑点试验（T-SPOT）、结核菌素（PPD）试验、痰培养、结核 PCR 等检查来明确或排除活动性肺结核。

2. 活动性肺结核患者使用免疫治疗可能的风险

活动性肺结核患者使用 ICI 时可能会出现免疫重建炎症综合征，其机制可能与激活结核分枝杆菌特异性 T 细胞,引起 Th1 介导的炎症有关。一项研究发现,活动性肺结核(ATB)患者 CD4⁺ T 细胞较健康个体的 PD-1 及 PD-L1 表达显著增加,免疫治疗可阻断 PD-1 轴,从而增强 CD4⁺ T 细胞增殖,进而促进 Th1 介导的炎症反应,导致结核感染组织损害加重。

3. ICI 使用及抗结核治疗建议

(1)活动性肺结核患者:目前肺癌患者在接受免疫治疗期间对活动性肺结核进行治疗的临床经验有限。2019 年《免疫检查点抑制剂相关感染诊治建议》指出,对于使用 PD-1/PD-L1 抑制剂期间出现潜伏结核重新激活的患者,建议进行抗结核治疗。在出现活动性结核感染时,建议在抗结核治疗的同时暂时停用 PD-1/PD-L1 抑制剂。建议首先对活动性结核进行 2~4 周的强化治疗,在痰菌转阴后再考虑免疫治疗。2018 年发表于 *Lung Cancer* 的一项综述在探讨肺癌合并结核的管理中提到,在 ICI 与抗结核治疗同时进行期间,应进行预防性监测,以及时发现重叠毒性,特别是肝功能障碍,因为免疫治疗与抗结核治疗均可能引起肝功能损伤,需要进行鉴别并采取相应的管理策略。

(2)非活动性肺结核患者:目前无循证医学证据探讨潜伏结核感染患者使用免疫治疗期间是否需要进行预防性抗结核治疗。但在免疫治疗过程中,需要密切监测,以便及早发现结核复燃。

【编者观点】

对于使用 PD-1/PD-L1 抑制剂期间出现潜伏结核重新激活的患者,建议进行抗结核治疗。在出现活动性结核感染时,建议在抗结核治疗的同时暂时停用 PD-1/PD-L1 抑制剂。

37　发热的患者使用免疫治疗是否对疗效有影响?

首先,应明确患者发热的原因及免疫状态。肿瘤患者出现发热的原因是多样化的,包括感染、肿瘤源性、化疗或放疗引起的不良反应、药物或输血反应、中枢神经系统转移等。研究显示,感染是癌症患者发热的主要原因,约占67%;而在非感染性发热中,27% 是由肿瘤本身所致的。因此,需要首先明确患者发热的病因,同时对患者的免疫状态(如 CD4⁺、CD8⁺ T 细胞等)进行评估,再根据评估结果考虑是否进行免疫治疗。

其次,还应该根据发热病因选择适宜的处理方案,对于肿瘤热,多采用非甾体抗炎药治疗,如萘普生、吲哚美辛、双氯芬酸、布洛芬和罗非昔布。一般而言,非甾体抗炎药不影响免疫治疗的疗效。对于感染性发热,须先积极经验性抗感染治疗,后根据药敏试验来选择敏感的抗生素。

在免疫治疗期间使用抗生素,可能会降低免疫治疗的效果。一项回顾性研究显示,使用抗生素接受帕博利珠单抗一线单药治疗的 PD-L1≥50% 的转移性 NSCLC 患者其有更差的 OS[HR=1.42(1.13 1.79) P=0.002 4]和 PFS[HR-1.29(1.04~1.59), P=0.019 2]。

目前,尚无研究探讨发热对 NSCLC 患者免疫治疗效果的影响。2021 年发表在 $PNAS\ USA$ 上的研究显示,发热将增强 CD8$^+$ 效应 T 细胞(TE)的线粒体质量和代谢活动,显著增强其抗肿瘤能力。同时,将 39℃(发热状态)的小鼠免疫细胞与 37℃(正常状态)的小鼠免疫细胞注入白血病小鼠体内,发现接受39℃免疫细胞注射的小鼠 OS 显著长于注射 37℃免疫细胞的小鼠。该研究提示将 T 细胞短暂暴露至发热状态下,可能增强其抗肿瘤效应。

当前对发热与肿瘤免疫治疗疗效之间关系的探讨并不成熟,不仅缺乏相关的临床研究,基础研究也屈指可数。作为一个值得探讨的科研课题,期待未来能够从基础研究或回顾性研究着手,对不同发热病因的患者经免疫治疗后的结局进行横断面分析,从而为开展大型临床研究提供数据支持,实现对这一问题的深入认识。

【编者观点】

有发热症状的肿瘤患者接受免疫治疗是否会影响疗效目前没有定论。但是对于合并感染的患者应该在开始治疗前积极接受抗感染治疗,对于肿瘤本身导致发热的患者免疫治疗不是绝对禁忌证,可以在密切监护的情况下给予免疫治疗,并在治疗后给予积极的安全随访和管理。

第二节 | 合并用药及对免疫治疗疗效的影响

Q 38　注射对比剂会对免疫药物产生影响吗?

影像学 CT 检查中常用的对比剂分类如下表所示(表 2-2-1)。

对比剂在体内的代谢过程:碘离子进入人体后广泛分布于细胞外液,在肾脏、唾液腺、胃黏膜、脉络膜丛、泌乳的乳腺及甲状腺等组织中浓度相对较高。体内的含碘对比剂主要以原型经肾脏排出体外(>90%)。有研究对接受静脉注射含碘对比剂的患者随访观察,发现 1 周后尿碘含量仍高达 800μg/dl,1 个月后所有患者尿碘含量才恢复至基线水平。

表 2-2-1　常用对比剂的分类和理化性质

结构与分类	通用名	分子量/(Da)	碘含量/(mg·ml⁻¹)	渗透浓度/(mmol·L⁻¹)
第一代高渗离子型单体	泛影葡胺	809	306	1 530
第二代次高渗非离子型单体	碘海醇	821	300、350	680、830
	碘帕醇	777	300、370	616、796
	碘普胺	791	300、370	590、770
	碘佛醇	807	320、350	710、790
	碘美普尔	777	300、400	521、726
次高渗离子型二聚体	碘克酸	1 270	320	600
第三代等渗非离子型二聚体	碘克沙醇	1 550	320	290

表格右上角标注单位：碘含量/(mg·ml⁻¹)，渗透浓度/(mmol·L⁻¹)

对比剂对身体器官的影响主要为副反应和肾毒性，具体包括过敏反应及物理和化学反应。过敏反应一般与剂量无关，难以预测和预防，常见症状有恶心呕吐、皮肤瘙痒、血管性水肿、支气管痉挛等。物理和化学反应主要与对比剂的渗透压和离子浓度有关。比如高渗对比剂可使水从红细胞、内皮细胞内移出，产生疼痛、血管扩张、血压下降等反应。肾功能正常者很少因对比剂产生不良反应，但对于本身存在肾功能损害者，可能发生对比剂性肾中毒，且剂量越大、注药前肾小球滤过率（GFR）越低，发生风险越高。此外，对比剂注射还可能对血流动力学产生影响，主要表现为降低心输出量和心肌收缩力、提高肺动脉压和血浆容量，并可引起心脏传导性的变化。

免疫药物从体内清除的两种途径为代谢（如分解代谢）和排泄，而单抗的非分解代谢途径（如肾脏和胆汁排泄）可忽略不计。治疗性单抗通常有两种分解代谢途径：①由抗体 Fc 段与 Fc 受体（如 FcRns 及 Fcγ 受体）相互作用所介导的非特异性、线性清除。IgG（大分子）能以 pH 依赖的方式与表达 FcRns 的细胞结合，被再次运输至细胞表面；而未结合的 IgG 则通过体内细胞的内吞作用被摄取，随后在溶酶体内进行酶降解。②由抗体 Fab 段与其药理学靶标之间特异性相互作用所介导的非线性清除。mAb 与其药理靶标之间的相互作用可能有助于单抗的清除。单抗与细胞表面的受体结合，从而触发单抗 - 受体复合物的内化和后续的溶酶体降解作用。免疫药物群体药代动力学特征如表所示（表 2-2-2）。

表 2-2-2　常用免疫药物群体药代动力学特征参数

ICI	患者数	剂量范围 /（mg·kg^{-1}）	T$_{1/2}$/d	清除率 /（L·d^{-1}）	中央室表观分布容积 /L	外周室表观分布容积 /L
伊匹木单抗（IgG1）	499	0.3~10	15	0.36	4.15	3.11
阿替利珠单抗（IgG1）	906	1~20	27	0.20	3.28	3.63
度伐利尤单抗（IgG1）	1 324	0.1~20	21	0.232	3.51	3.45
纳武利尤单抗（IgG4）	1 895	0.1~20	25	0.23	3.63	2.78
帕博利珠单抗（IgG4）	1 223	1~10	27.3	0.22	3.48	4.06
	未给出	0.02~10	14~22	0.168	2.88	2.85
	2 841	1~10		0.249	3.47	2.96

影响免疫药物药代动力学的因素包括人口统计学、人体测量学、受体数量与疾病相关因素、药物相互作用、剂量、免疫原性、血液生化指标、疾病及合并症。

目前报道的 CT 对比剂对人体免疫系统的影响文献较少，仅见对比增强 CT 受检者 IgM 降低的报道，可能导致对机体免疫功能受到一定影响。

【编者观点】

总体而言，尚未检索到直接回答这一问题的文献。基于我们对检查对比剂在体内的代谢过程及其对身体器官和免疫系统的影响的认识，以及免疫药物在体内的代谢过程的数据，综合分析，考虑注射对比剂对免疫药物的影响较小，但还需要更多研究来确定，包括真实世界数据。

39　使用地塞米松治疗皮肌炎的患者对免疫治疗有影响吗？

皮肌炎是一种自身免疫性疾病，可出现肺，心脏等重要内脏损害。其中，肺间质病变（ILD）是皮肌炎比较常见且严重的临床表现，也是皮肌炎的主要死亡原因。对于合并间质性肺炎的皮肌炎患者,往往需要大剂量糖皮质激素治疗。但对于需要地塞米松治疗皮肌炎的 NSCLC 患者,地塞米松是否会影响免疫治疗的有效性和安全性,临床上还缺乏足够的数据信息,是目前尚未解决的临床问题。

虽然尚无直接的证据,但关于糖皮质激素的研究为我们提供了一些线索。多项研究表明,糖皮质激素可能会削弱患者对免疫治疗的应答。并且有研究指出,地塞米松对免疫治疗的影响有剂量依赖。与地塞米松低剂量(1mg/kg)相比,高剂量(10mg/kg)地塞米松的应用降低了一半的长期生存率。同时有研究报道,在接受免疫治疗的晚期 NSCLC 患者中,基线皮质类固醇的使用预示着较差的预后,在晚期黑色素瘤患者中也观察到了类似结论。接受 CTLA-4 抑制剂治疗的恶性肿瘤患者在免疫治疗期间接受皮质类固醇治疗可能导致更差的预后,特别是在那些突变负担较低的肿瘤患者中。然而有趣的是,于颖彦等人借助动物模型发现,地塞米松通过抑制 PD-L1 与 IDO1 双靶点,可以抑制 T 细胞免疫耗竭,增强肿瘤免疫治疗敏感性。

另一方面,有皮肌炎的患者随着病情进展可能会出现间质性肺炎。在大多数肿瘤药物临床试验中,严重的间质性肺炎患者常常被排除在外。目前循证医学证据表明,患有间质性肺炎不仅可能会增加免疫治疗后出现免疫相关性肺炎的风险,也可能使得肿瘤患者对免疫治疗的应答效果不佳。

【编者观点】

由于免疫治疗的作用机制主要是打破机体免疫耐受,释放机体潜在的免疫能力来对抗肿瘤,所以理论上讲,合并自身免疫性疾病的患者不太适合免疫治疗。对于使用地塞米松治疗皮肌炎的患者来说,免疫治疗是一个需要谨慎做出的决定,因为不仅会受地塞米松对于免疫治疗疗效的削弱,还会受到肺脏间质性改变对免疫治疗造成的干扰和不良反应增加的风险。

40 激素和抗生素的使用剂量对于免疫治疗疗效的影响

肿瘤患者使用激素通常有以下几种情况,如化疗药物的预处理,姑息减症治疗,基础疾病管理,irAE 的管理等。激素对免疫治疗的影响视激素使用的目的而不同。现有证据表明,化疗药物的预处理及暂时短期使用类固醇治疗 irAE 不会影响 ICI 疗效。目前,激素主要用于姑息治疗或基础疾病管理,剂量对免疫治疗疗效的影响尚无定论,但目前不支持在 ICI 治疗期间停用激素。

一项纳入 12 项 RCT 的网络荟萃分析对 PD-L1 抑制剂 + 化疗 + 地塞米松预处理(I+C+D)与 PD-L1 抑制剂 + 化疗(I+C)或 PD-L1 抑制剂(I)或化疗(C)的疗效及 irAE 进行了对比,结果显示,与单纯化疗相比,PD-L1 抑制剂 + 化疗 + 地塞米松预处理是唯一显著改善无疾病进展生存(PFS)的治疗方案,且总生存(OS)获益较 PD-L1 抑制剂 + 化疗与 PD-L1 抑制剂单药方案均更明显,整体疗效及耐受性更好。

一项真实世界的研究发现,与接受泼尼松 <10mg/d 者相比,在 ICI 期间接受泼尼松 ≥10mg/d 治疗者的 PFS 及 OS 更短,进一步分层分析发现接受泼尼松 ≥10mg/d 的患者 ICI 临床获益显著减少。然而,癌症无关适应证接受泼尼松 ≥10mg 治疗的患者的生存率无显著差异(这里癌症无关适应证包括化疗或放射性肺炎、慢性阻塞性肺疾病加重、类风湿关节炎、含碘对比剂 AE 的预防、直立性低血压等)。

2020 版《免疫检查点抑制剂治疗胸部恶性肿瘤:IASLC 专家小组对现有证据的回顾和建议》指出,现有证据表明因出现 irAE 而使用激素不会对肿瘤患者的生存结果产生负面影响。综上,可以得出结论:

1. 用于 irAE 管理的激素使用剂量对免疫治疗无不利影响。

2. 用于化疗前预处理的激素使用有助于改善免疫治疗的疗效,且耐受性良好。

3. 用于癌症姑息治疗时,泼尼松 ≥10mg/d 可降低免疫治疗的疗效,但相同剂量用于癌症无关适应证(如基础疾病)管理时,对临床结局无明显影响。

抗生素在免疫治疗患者中的运用,目前认为在启动免疫检查点抑制剂治疗前或后的短程使用抗生素与 OS 不佳有关,而在免疫检查点抑制剂治疗后期使用则可能对 OS 无明显影响。

主要基于以下的相关研究。

1. 2020 年 *Journal of Thoracic Oncology* 发表的一项纳入 23 项研究的荟萃分析发现,免疫检查点抑制剂治疗前或后的短期(60 天)内使用抗生素对免疫检查点抑制剂疗效的负面影响最大,而在病程后期使用抗生素似乎对 OS 影响不大。

2. 2020 年另一项荟萃分析也表明,抗生素时间窗与免疫检查点抑制剂疗效有关:在免疫治疗起始前 / 后的短期(前 60 天至后 42 天)抗生素使用对 OS 有不良影响,其中在免疫治疗前 42 天内使用抗生素影响最大。

41　免疫检查点抑制剂和抗生素使用的间隔时间

既往研究表明,使用抗生素会减弱免疫检查点抑制剂的疗效。2019年英国学者进行的一项对真实世界中临床实践常规使用免疫检查点抑制剂的患者分析研究再次证实了该结论:既往抗生素使用不仅会降低免疫治疗反应,还会显著缩短患者的OS。

从循证医学来看,2020年发表在 *Journal of Thoracic Oncology* 上的一项荟萃分析共纳入23项研究,分别有2 208例和5 560例NSCLC患者纳入PFS及OS分析,探讨抗生素使用对免疫治疗疗效的影响。研究发现,PD-1抗体治疗期间用抗生素者比未用者的mPFS缩短6.7个月,疾病进展风险增加47%,且OS缩短,死亡风险增加69%。根据抗生素暴露的时间窗分层分析发现,在开始ICI治疗之前或之后的短期(前60天至后60天)内使用抗生素对ICI疗效的负面影响最大,而在病程后期使用抗生素似乎对OS影响不大。因此,抗生素使用与免疫检查点抑制剂治疗时间窗相近,对抗肿瘤反应和生存结局存在着负面影响,这种相关性可能与微生物菌群的变化有关。

2020年另一项荟萃分析也表明,抗生素治疗时间窗与ICI疗效有关,在免疫治疗起始前/后的短期(前60天至后42天)抗生素使用对OS有不良影响,其中在免疫治疗前42天内使用抗生素影响最大。

这些循证医学证据的结论与临床实践的经验具有一致性。以在同步化放疗(cCRT)后发生轻度放射性肺炎,且后续治疗方案为免疫巩固治疗的患者为例,其抗生素(及激素)使用与免疫治疗的建议如下:首先对放射性肺炎进行管理,激素起始剂量40mg,b.i.d.,逐渐减量,抗生素强化使用2周后停药。不建议在抗生素治疗早期内使用免疫治疗,二者的间隔时间应越长越好,建议当放射性肺炎治疗结束1个月后再启动免疫治疗。

在未来,也期待涌现更多循证医学证据或临床应用经验,以回答当前存在的诸多问题,如激素及抗生素使用的周期、与免疫治疗的时间间隔、如何快速减量,以及对生存获益的影响等。

【编者观点】

目前的循证医学证据支持在免疫治疗开始前后使用抗生素会影响免疫治疗的疗效,如果有可能应尽量避免在免疫治疗开始前后使用抗生素。如果由于感染的原因必须使用抗生素,最好和免疫治疗的开始时间间隔2个月。

42 干扰素、白介素、胸腺肽等药物能否和免疫检查点抑制剂同时使用?

1. 干扰素(IFN)能和免疫检查点抑制剂(ICI)同时使用吗?

问题梳理:干扰素(IFN)在肿瘤免疫编辑不同阶段具有不同作用。清除期:IFNα 直接诱导恶性肿瘤细胞中抗肿瘤干扰素刺激基因(ISG)的表达,并间接启动宿主的固有免疫和适应性免疫应答,促进肿瘤清除。平衡期:清除后存活的肿瘤细胞可修饰 IFNα 信号转导通路的组分,导致 IFNα 信号转导失调。逃逸期:转化的肿瘤细胞可逃避 IFNα 和免疫介导的细胞毒性,并通过未磷酸化的 STAT1(U-STAT1)的组成性过表达快速增殖,从而激活促肿瘤生存 ISG 在不同亚群的转录。

IFNα 在肿瘤免疫编辑三个阶段中的作用,提示其在癌症发展中具有双重对立作用,促瘤/抑瘤效应取决于信号元件的突变状态。在免疫清除阶段,IFNα 作为免疫刺激物质,可增强 ICI 的效应。

免疫联合干扰素用于肿瘤的循证医学证据来源于少数临床研究。一项随机、2×2 析因设计的 II 期研究,纳入 81 例转移性黑色素瘤患者。治疗方案如下:A 组依匹木单抗(IPI)10mg/kg+ 高剂量 IFNα2b(HDI);B 组 IPI 10mg/kg;C 组 IPI 3mg/kg+HDI;D 组 IPI 3mg/kg。IPI 单药组与 IPI+HDI 组的 mPFS 和 OS 差异均不显著。联合治疗组的不良事件(AE)与 IPI 及 HDI 的已知毒性谱一致,高剂量联合组 AE 显著增加。另有两项在局部晚期/晚期/复发性黑色素瘤中探讨免疫治疗联合 IFN 的临床试验正在进行中,分别为 NCT03638375(Ⅰ/Ⅱ期,纳武利尤单抗 +IFNα)和 NCT02339324(帕博利珠单抗 +IFNα2b)。

【编者观点】

总体而言,对于干扰素和 ICI 同时使用的问题,我们从作用机制、理论基础到有限的临床研究数据,看到协同增效的证据不足,不良反应增加的风险堪忧,在没有具体进一步联合研究数据支撑的情况下,目前尚不支持应用这种联合方案,但随着更多研究数据更新,包括不同免疫药物和不同瘤种中的研究将会补充回答这一问题。

2. 胸腺肽能和免疫检查点抑制剂(ICI)同时使用吗?

问题梳理:胸腺肽(Tα1)可诱导肿瘤细胞 MHC Ⅰ 类分子表达,增强 T 细胞对肿瘤细胞的识别;还能与人 IgG4 的 Fc 结构域融合,发挥抗肿瘤作用;也可直接靶向高表达 PD-L1 的肿瘤细胞,阻断增殖和迁移,并与抗 PD-L1 抗体协同,增强肿瘤免疫应答。不仅如此,Tα1 还可通过恢复肠黏膜内稳态来改善 ICI 安全性。因此,从理论来讲,Tα1 与 ICI 联合治疗可增强 ICI 疗效,提高安全性,具有协同作用。

一项回顾分析对 95 例在抗 CTLA-4 抑制剂(伊匹木单抗)治疗前接受和未接受 Tα1 治疗黑色素瘤患者的 mOS 进行对比发现,伊匹木单抗治疗前接受 Tα1 治疗者较未治疗者的 mOS 显著更优。这从临床研究的角度验证了二者联合对生存获益的积极影响。也有基础研究在异种移植肿瘤细胞的野生小鼠中探索了阻断 PD-1/PD-L1 通路[使用多西环素(doxycycline,Dox)下调 PD-L1 表达]的同时使用免疫调节剂红色诺卡氏菌细胞壁骨架(AKJ)对肿瘤的影响。其结果显示,Dox 联合 AKJ 可明显缩小肿瘤体积,提示免疫增强剂可能增强抗 PD-1/PD-L1 治疗的效果。此外,一项研究还建立了数学模型对免疫检查点抑制剂 avelumab 与免疫增强剂 NHS-muIL12 联合治疗的效果进行了探索,并进行了验证。该研究也得出了与前述研究类似的结论,即 NHS-muIL12 与 avelumab 联合使用具有协同增效作用。数值模拟还显示,联合治疗达到肿瘤控制仅需两种药物单药约 1/3 的剂量。

【编者观点】

对于胸腺肽和免疫检查点抑制剂同时使用的问题,我们从作用机制、理论基础到临床研究数据,看到潜在协同增效的作用,但这种联合应用的文献报道多聚焦于理论基础或临床前研究或数学模型等,该方案的安全性及现有结果是否能够转化为临床获益尚未可知,也缺乏高级别循证医学证据对其进行验证。在这一现状下,暂不建议将这一联合治疗方案作为标准治疗模式进行推荐,且性价比也是未来值得考量的因素之一。我们鼓励大家通过前瞻性临床研究增加这一方面的循证医学证据。

❶ 43 接受免疫治疗的患者能否接种疫苗?

疫苗接种是预防疾病传染的重要途径,由于肿瘤患者平均年龄大、并发症多,抗肿瘤治疗导致免疫功能受损,因此更易并发流行性感冒、肺炎等感染性疾病,这种情况下积极接种疫苗,是预防感染行之有效的方法。研究发现肿瘤患者在遭遇传播力高、致病性强的病原体(例如新型冠状病毒)时,感染风险大、严重事件发生率高、死亡率高。对于接受抗肿瘤治疗的患者应充分评估治疗情况和机体状态,精细制定新型冠状病毒疫苗接种策略,在合适的时机接种疫苗降低新冠病毒感染的风险。

1. 接种疫苗对接受免疫治疗的肿瘤患者的预防保护作用

研究发现,接受化疗的肿瘤患者接种流行性感冒疫苗后血清转化率和血清保护作用低于一般人群,而接受 ICI 单药治疗的肿瘤患者则与正常人群基本相同。多项针对接受免疫治疗的肿瘤患者接种流行性感冒疫苗的研究数据发现,接受 ICI 治疗期间接种流行性感冒疫苗血清转化率为 52%~65%,血清保护率为 63%~89%,流行性感冒发生率显著降低,提示流行性感冒疫苗具有积极保护效力。

2. 接种疫苗在接受免疫治疗的肿瘤患者中的安全性

一项纳入 170 例接受 ICI 治疗的肿瘤患者的临床队列研究发现,首次接种新冠病毒疫苗后最常见的副作用是局部反应,21% 患者报告了注射部位的疼痛,第 2 次接种后观察到更多的局部副作用(63%)和系统性副作用,包括肌肉疼痛(34%)、疲劳(34%)、头痛(16%)等,但这些副作用均无须特殊干预处理,且接种新冠病毒疫苗后未观察到新的 irAE 或现有 irAE 恶化。另一项纳入 1 124 例接受免疫治疗的肿瘤患者的荟萃分析中,87.7% 的肿瘤患者接种了流行性感冒疫苗,接种流行性感冒疫苗的肿瘤患者中未报告严重疫苗相关不良事件,任意级别 irAE 的总发生率为 28.9%,与总人群无显著差异。基于多项针对接受免疫治疗的肿瘤患者接种疫苗的研究数据发现,对于包括晚期 NSCLC 在内的肿瘤患者,免疫治疗期间接种疫苗未出现新的安全性信号。

3. 接种疫苗对肿瘤患者免疫治疗疗效的影响

我国一项真实世界研究中纳入 2 048 例接受 PD-1 抑制剂治疗的肿瘤患者。研究发现,与未接种组相比,新冠病毒疫苗接种组轻度 irAE 的发生率升高(G1~2 irAE 33.8% vs. 19.8%,$P<0.001$),但两组患者的 ORR(25.3% vs. 28.9%,$P=0.213$)、DCR(64.6% vs. 67.0%,$P=0.437$)并无显著差异。

以上研究表明,肿瘤患者在病情稳定、免疫功能恢复正常时接种疫苗,可以发挥疫苗预防保护的作用,且未降低免疫治疗疗效、未增加严重 irAE 的发生。

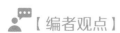【编者观点】

接受免疫治疗的肿瘤患者在决定是否接种疫苗时需要考虑机体和免疫系统的状态。在病情稳定、免疫治疗相关不良事件轻微或消失时接种疫苗,既可发挥疫苗的预防保护作用,又未降低免疫治疗疗效,未增加严重 irAE 的发生。在联合化疗时,化疗后可能出现明显的骨髓抑制、免疫功能受损,不仅影响疫

苗产生高滴度的保护性抗体，还可能增加不良反应。因此建议在化疗不良反应基本恢复后接种疫苗。

🅠 44 麻醉药品与免疫治疗药物之间有何相互影响？

麻醉药物与肿瘤患者的免疫治疗药物之间的作用机制和循证医学证据：在所有肿瘤患者每天需要的药物中，镇痛药占了相当大的比例。然而，ICI 与镇痛药的相互作用仍不确定。研究发现在 ICI 治疗期间使用阿片类药物对患者的预后有不良影响，而应用非甾体抗炎药对 ICI 患者的预后没有显著影响。阿片类药物用于治疗剧烈疼痛，它们通过激活 μ 型阿片受体（MOR）发挥镇痛作用。然而，许多临床前研究表明，阿片类药物与 MOR 之间的相互作用可以通过不同的机制影响多种肿瘤的发展。文献报道吗啡（阿片类物质）诱导的表皮生长因子受体（EGFR）磷酸化作用于 MOR，从而促进 NSCLC 细胞增殖和侵袭。吗啡还可以激活微血管内皮细胞中的 MAPK/ERK 信号通路，从而刺激乳腺血管生成肿瘤。此外，在结肠癌中，吗啡可以诱导尿激酶型纤溶酶原激活物（uPA）的分泌，uPA 在细胞外基质的降解中起着至关重要的作用，促进肿瘤侵袭和转移。阿片类药物拮抗剂如纳洛酮可以逆转吗啡诱导的 uPA 上调。总之，阿片类药物可以直接促进肿瘤生长，这可能会影响 ICI 的疗效。

除了肿瘤的固有特征外，ICI 的疗效还取决于肿瘤的免疫微环境调控。阿片类药物可以刺激免疫抑制性肿瘤微环境（TME）形成，这可能是 ICI 治疗的抑制屏障。体外研究表明，吗啡可以阻断 IL-2 转录，IL-2 是一种参与激活 CD8$^+$ T 细胞的标志性细胞因子。此外，吗啡和 β- 内啡肽等阿片类物质可诱导 cAMP 显著增加，最终阻断 T 细胞受体信号的启动，导致激活 CD8$^+$ T 细胞功能受损。就 T 细胞中的抗原呈递细胞（APC）功能而言，吗啡可以下调主要组织相容性复合体 Ⅱ 类（MHC-Ⅱ）的表达，从而抑制 CD4$^+$ T 细胞的激活和增殖。CD4$^+$ T 细胞失活将进一步导致 IL-2 和 IFN-γ 分泌减少，损害细胞毒性 T 淋巴细胞介导的肿瘤杀伤活性。但需要注意的是并非所有的免疫细胞都有利于抗肿瘤免疫治疗，机体存在着免疫抑制性 T 细胞，如 Treg。而 Cornwell 等人证明吗啡对 Treg 具有正向调控作用，在恒河猴中，长期暴露于吗啡可以将外周血单个核细胞样本中的循环 Treg 水平上调约 5 倍。此外，另一项研究还表明，接受手术并使用舒芬太尼或芬太尼（属于阿片类药物）治疗的乳腺癌患者的 Treg 数量在 7 天后显著增加。

在免疫治疗时代，肠道菌群失调与 ICI 疗效的关系已经有系列研究予以证实,肠道菌群的数量和质量失衡都可能降低患者对 ICI 的反应。而长期使用阿片类药物与胃肠道副作用有密切关系,包括便秘、腹胀、恶心和呕吐。具体来说,阿片类药物可以抑制肠上皮的保护性黏液和碳酸氢盐分泌,削弱协调的肌间活动,从而延迟转运时间,并可能增加人体内细菌移位的风险。在体内和体外实验中,吗啡被报道通过破坏肠上皮细胞中紧密连接蛋白(ZO-1)的分布而破坏肠上皮的完整性。因此,给予吗啡后,大肠杆菌转移到小鼠肠系膜淋巴结的风险增加,导致免疫系统受损。此外,慢性吗啡处理可以显著改变肠道微生物群的组成,诱导革兰氏阳性病原菌显著增殖,减少胆汁去结合细菌株,造成胆肠循环紊乱。有趣的是,通过将正常肠道菌群移植到吗啡处理的动物肠道中,可以挽救吗啡诱导的微生物失调和肠道屏障破坏。

与阿片类药物相反,非甾体抗炎药(NSAID)也具有镇痛作用,在肿瘤患者一阶梯止痛治疗中广泛应用。相关研究表明,NSAID 对免疫治疗具有协同作用,特别是选择性环氧合酶(COX)-2 抑制剂,相较于阿片类药物,被报道可以在一定程度上提高免疫治疗的疗效。临床前研究的大量证据表明,COX-2 在多种癌症中的过表达且与多种肿瘤恶性表型有关。在 NSCLC 中,前列腺素 E2(PGE2)可以与 EP3 受体结合,促进 EGFR 转位入核,进而促进 c-Myc、细胞周期蛋白(cyclin)D1 和 COX-2 的表达,促进肿瘤细胞增殖。此外,COX-2/PGE2可以上调血管内皮细胞表达内皮生长因子受体 -1(PDGFR1),这一过程可以增加肿瘤血管生成和转移。此外,COX-2/PGE2 可以上调 β1 整合素表达,促进肿瘤细胞的侵袭和迁移。因此,非甾体抗炎药尤其是 COX-2 抑制剂可能通过抑制 COX-2/PGE2 相关通路的活化阻止肿瘤的进展和促进肿瘤消退,这可能是非甾体抗炎药提高接受免疫治疗的患者的生存率的原因。除了直接调节肿瘤进展外,COX-2/PGE2 还可以介导 TME 的重编程过程,使 TME 处于免疫抑制状态。另外据报道苹果酸 - 天冬氨酸穿梭(MAS)系统对于维持各种细胞线粒体和细胞质之间的氧化还原平衡至关重要。COX-2/PGE2 可严重损伤 CD8$^+$T细胞的 MAS 系统。因此,MAS 系统中天冬氨酸和各种酶的含量显著降低,导致 CD8$^+$T 细胞生长阻滞。这可能是 COX-2/PGE2 下调 TME 中 CD8$^+$T 细胞的关键机制。COX-2/PGE2 还可以抑制自然杀伤(NK)细胞分泌 CCL5 和 XCL1,以及传统的 1 型树突状细胞(cDC1)中 CCR5 和 XCR1 的表达,这可能会损害NK 细胞的功能和诱导负责肿瘤免疫的 cDC1 在 TME 中的积累。此外,髓源性抑制细胞(MDSC)中 RIPK3 的下调可促进 COX-2/PGE2 轴的激活,并可产生大量 PGE2,从而促进 MDSC 向 M2 型肿瘤相关巨噬细胞的转化。同时,PGE2可以进一步降低 RIPK3 水平,形成正反馈,进一步促进 MDSC 的免疫抑制活性,而作为非甾体抗炎药重要组成的 COX-2 抑制剂可以阻断相关正反馈环路的活化,从而阻止肿瘤细胞对巨噬细胞的俘获。

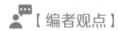【编者观点】

以 COX-2/PGE2 抑制剂为代表的 NSAID 类药物,有可能通过增加 $CD8^+T$ 细胞或其他杀伤细胞的浸润和抑制其功能来逆转免疫抑制性 TME,发挥对免疫治疗的协同增效作用,这与阿片类药物有着明显的差异。因此,对于要进行免疫治疗或已经接受免疫治疗的肿瘤患者,应限制阿片类药物的长期使用,或尽可能用 NSAID 替代,以防止其对 ICI 治疗的负面影响并提高肿瘤患者生存率。对于使用 NSAID 治疗效果不佳的重度疼痛患者,阿片类药物的适当应用对于控制疼痛至关重要,考虑到吗啡、芬太尼或可待因等药物具有强大的免疫抑制作用,此时可选择免疫调节较弱或无免疫调节的阿片类药物,如丁丙诺啡、羟考酮、氢吗啡酮和曲马多。此外,在应用阿片类药物期间,有必要应用一些生物制剂来调节肠道菌群并提高 ICI 治疗的疗效。关于镇痛药物与 ICI 治疗疗效的关系,仍需要进一步临床循证医学证据支持。

45　使用免疫治疗药物期间能否服用中药?

目前肿瘤治疗进入循证医学时代,免疫检查点抑制剂的相关试验多数要求在试验期间禁用中药,若患者在免疫治疗之前已经服用的药物,多数也要停用并经历洗脱期,因此免疫检查点抑制剂联合中药治疗的临床试验数据相对比较少。部分中药联合免疫治疗的相关研究如下表 2-2-3 所示。

研究的中药主要包括滋补药物或其成分,如黄芪、人参皂苷、甘草水提取物等,复方制剂多为经典药物,包括葛根芩连汤、人参养荣汤、十全大补汤、归脾汤、补中益气汤等。研究显示中药可能具有拮抗免疫耐受、促进肿瘤细胞凋亡的作用,或调控免疫微环境及相关因素,影响免疫治疗的疗效或不良反应。然而由于抗肿瘤中药的化学成分复杂,不同的配方、剂量、原料质量和处理方式等都会对功效产生影响,所以中药与免疫治疗之间的相互作用不能一概而论。有研究显示黄芪甲苷(黄芪中的活性成分之一)下调肿瘤细胞表面 PD-L1,可能与 AKT/mTOR/p70S6K 通路有关。相反,一项回顾性研究纳入了 53 例接受 PD-1 或 PD-L1 单抗联合化疗治疗的晚期肺癌患者,其中 23 例联合黄芪多糖,发现黄芪多糖能够改善中性粒细胞 / 淋巴细胞比值这一免疫治疗预后因子,并有延长生存期中位数的趋势。因此,免疫治疗与中药的相互作用仍不

表 2-2-3　中药联合免疫治疗的相关研究

肿瘤	研究类型	中药类型	中药成分	免疫治疗	相互作用	上调	下调
WEHI3 白血病细胞或 EL4 淋巴瘤细胞	体外	单药	PG2	—	AKT/mTOR/p70S6K	—	PD-L1
弥漫大 B 细胞淋巴瘤	体外	单药	人参皂苷 Rg3	PD-1	增强抗肿瘤疗效和 T 细胞增殖,抑制凋亡	IL-1,IFN-γ	—
TC-1	体内	单药	甘草水提取物	HPV 疫苗	通过 TLR4 通路促进 DC 成熟和细胞因子分泌	CD4⁺ 和 CD8⁺T 细胞	iTreg
MB79 膀胱癌	体内	单药	二去甲氧基姜黄素	PD-L1	延长膀胱癌小鼠的生存期	肿瘤内 CD8⁺T 细胞,血液内 IFN-γ	肿瘤内 MDSC
CT26 结肠癌	体内	复合	葛根芩连汤	PD-1	改善肠道菌群	外周血 CD8⁺T 细胞,IFN-γ,IL-2	PD-1
CT26 结肠癌	体内	复合	人参养荣汤	肿瘤疫苗	增强肿瘤疫苗的作用	CD8⁺T 细胞	Treg
B16 黑色素瘤	体内	复合	十全大补汤	PD-1	减少转移	IL-12,IFN-γ,NK	—
晚期恶性肿瘤	临床研究	复合	归脾汤	NK 细胞	改善气短,乏力等症状	CD3⁺,CD4⁺,CD8⁺,NK	—
前列腺癌	临床研究	复合	补中益气汤	多肽疫苗	耐受性良好	—	MDSC,IL-6

清楚,免疫治疗期间是否可以服用中药目前还尚无定论。另外,同时服用多种药物可能加重肝肾负担,相关副作用可能导致抗肿瘤治疗停止,因此免疫治疗期间能否服用中药需要医生根据患者的疾病状况、身体状态等多方面综合评估,不能盲目服用。

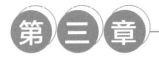

免疫治疗相关不良反应（irAE）的临床管理

第一节 | 免疫治疗的内分泌毒性管理

❶ 46 免疫治疗多久后需要检测激素水平？

关于免疫治疗多久后需要检测激素水平，目前尚无统一标准，免疫治疗后进行激素检测的目的是监测是否发生内分泌毒性。免疫治疗后发生甲状腺功能障碍的概率相对较高，多数指南建议定期进行甲状腺功能检测（TFT），建议在 ICI 使用前（基线），以及每次给药前，尤其是前 5 个周期给药前检测促甲状腺激素（TSH）及游离甲状腺素（T_4）。对于 ICI 相关甲状腺毒症，无论显性或亚临床疾病，建议每 2~3 周进行 TSH 和游离 T_4 的连续监测。接受激素替代治疗的甲状腺功能减退患者在激素起始治疗后 4~6 周复查 TSH 及游离 T_4，65 岁以上的甲状腺功能减退患者进行 TFT 检测应更频繁。而对于其他内分泌系统相关指标，多数建议治疗前进行基线检测，后续根据患者的临床症状选择相应的检测指标。对于垂体功能方面，建议在 ICI 启动前检测促肾上腺皮质激素（ACTH），推荐在清晨（8:00—9:00）同时检测 ACTH 和皮质类固醇；对于性腺，应评估促性腺激素（FSH 和 LH）和性激素（女性雌二醇，男性睾酮）；对于催乳素，如诊断为低促性腺激素性性腺功能减退，应检测催乳素；对于原发性肾上腺功能减退，皮质类固醇给药前进行 ACTH 和皮质类固醇检测有助于诊断；测定血浆肾素（活性或浓度）和醛固酮有助于确定是否合并盐皮质激素缺乏。整体而言，免疫治疗后建议定期复查甲状腺功能检测，其他激素水平多数还是根据患者临床症状来确定。

47　免疫治疗引起的甲状腺功能减退及临床处理

免疫治疗所致甲状腺功能减退在临床中较为常见,但大多数程度较轻,常见为 G1~2 毒性。从国内外指南共识的建议来看,免疫治疗相关的甲状腺功能减退往往需要结合患者的临床症状、TSH 水平和游离 T_4 水平进行分级管理。

1. 如果患者无明显的临床症状,且 TSH<10μIU/ml,则无须额外治疗,继续免疫治疗,并密切随访即可。

2. 当患者存在临床症状,或 TSH≥10μIU/ml,或游离 T_4 降低时,往往需要在免疫治疗的同时补充甲状腺素。有条件的情况下,建议请内分泌专科进行会诊,协助治疗。

3. 如果症状危及生命,可考虑停用免疫治疗。如确诊为中枢性甲状腺功能减退,参照垂体炎治疗。

当前,临床中对甲状腺素替代治疗的合理剂量需要个体化考量。此外,虽然何种患者在免疫治疗中更容易出现甲状腺功能减退没有定论,但是一些研究认为原有自身免疫性甲状腺炎或者甲状腺自身抗体阳性的患者更容易发生甲状腺功能紊乱。

【编者观点】

免疫治疗所致甲状腺功能减退较为常见,但大多数是可管控的。临床中需要对准备接受免疫治疗的患者进行充分的治疗前内分泌功能评估,治疗中进行实时动态监测,发现症状或者检测指标异常后及时专科处理。

48　免疫治疗能否引起皮质类固醇增高?

免疫治疗所引起的肾上腺功能障碍主要表现为原发性肾上腺皮质功能不全,极少数情况下也有可能出现皮质类固醇增多,但目前皮质类固醇增多症的报道罕见,有待进一步研究。对于免疫治疗中出现皮质类固醇水平增高的患者须除外以下可能性。

1. 机体本身存在内分泌系统疾病,如原发性皮质类固醇增多症、肾上腺皮质肿瘤等。

2. 继发性皮质类固醇水平增高,往往与机体处于应激状态(一过性皮质类固醇增高)或使用类固醇激素有关。

3. 可能与内分泌系统的调节有关。比如免疫治疗影响肾上腺下游的性腺轴等,导致相关激素水平降低,反馈性地引起皮质类固醇水平一过性增高。此外,免疫治疗后可能引起机体内环境和水电解质紊乱,由于皮质类固醇对人体的水电解质及营养的平衡具有调节作用,间接性地导致皮质类固醇水平升高。

大多数情况下,免疫治疗后对肾上腺皮质的影响会导致皮质类固醇水平降低,而非升高。此时患者垂体功能的减退属于持久反应,肾上腺皮质功能恢复所需时间极长,冲击治疗往往不能解决问题,大多数患者仍需要终身激素替代治疗。

【编者观点】

免疫治疗中内分泌系统的毒副反应通常起病隐匿,症状不典型。因此患者需要在治疗前对基线进行充分的实验室检查评估,治疗中实时监测。受患者临床状况、基础合并症、并发症等多种因素的影响,内分泌系统毒性的诊断和实验室异常结果的解读有一定的困难性,对于少见的内分泌相关毒性,建议进行 irAE 多学科讨论是否为免疫治疗相关毒性并具体处理。

49　免疫治疗引起的皮质类固醇功能减退及临床处理

免疫治疗可以影响内分泌功能。免疫治疗相关自身免疫性肾上腺炎引起肾上腺功能受损,会导致肾上腺激素分泌缺乏,出现肾上腺皮质醇功能减退。肾上腺皮质功能减退症可以是免疫治疗直接导致,也可以是免疫治疗相关的垂体炎所致。肾上腺皮质功能减退症通常表现为恶心、食欲减退和乏力、体重减轻等症状,部分人群还会出现便秘及头痛症状,男性也可能会存在阳痿及性欲下降等症状。

肾上腺皮质功能减退症诊断标准:血浆皮质类固醇、连续性 ACTH 兴奋试验,以及与其他疾病鉴别诊断等。

1. 血浆皮质类固醇　临床上如果血浆总皮质类固醇基础值≤3μg/dl,即可诊断为肾上腺皮质功能减退症。

2. 连续性 ACTH 兴奋试验　用来区别肾上腺皮质功能减退症为原发性或继发性,在检查时服用糖皮质激素不会影响检查结果。检查过程中需要注射促肾上腺皮质激素,观察皮质类固醇功能,如检查结果明显低于正常值,则可诊断为肾上腺皮质功能减退症。

3. 与其他相关疾病进行鉴别　需要与甲状腺功能亢进及糖尿病等疾病进行鉴别。甲状腺功能亢进和糖尿病也可出现低血压、低血糖的临床症状,须完善检查,进一步鉴别诊断。

皮质类固醇功能减退是否需要处理?首先,可以在医生的指导下口服可的松或者氢化可的松等药物进行治疗,治疗的过程中需要根据病情的恢复情况,逐渐调整用药量。其次,根据患者临床症状的分级,如果不良反应超过2级,那就需要停药观察处理,待病情缓解后,重新检测患者体内的皮质醇水平,待其接近于正常范围后,由内分泌专家进行会诊(理论上来讲需要多学科讨论),以决定是否重启免疫治疗。对于调整皮质激素剂量,也需要相关科室进行会诊,应渐进式地调整剂量。

50 免疫治疗引起的糖尿病及临床处理

免疫治疗后出现糖尿病属于 ICI 相关内分泌毒性,是继甲状腺功能异常后第二常见的内分泌毒性,真实世界报道的发生率为 1%~1.8%。免疫治疗相关糖尿病由胰岛功能受损所致,严重可使胰岛发生不可逆的损伤,引起糖尿病酮症酸中毒(DKA)。ICI 所致不良反应与免疫细胞的过度激活、相关炎症因子释放,以及自身抗体增加密切相关。当前,NCCN、ASCO 和中国临床肿瘤学会(CSCO)均已制定相关指南,对 ICI 相关毒性的管理进行了权威推荐。

其中,《中国临床肿瘤学会(CSCO)免疫检查点抑制剂相关的毒性管理指南 2021》中对 ICI 相关高血糖的管理策略建议如下。

1. 免疫相关高血糖的分级

与正常糖尿病诊断标准(空腹血糖 >7mmol/L,2 小时餐后血糖 >11.1mmol/L)相比,界定免疫相关高血糖的血糖水平有所提升。空腹血糖 <8.9mmol/L 为1 级(G1),8.9~13.8mmol/L 为 G2,G3 的空腹血糖水平在 13.9~27.8mmol/L 之间且需要住院治疗,G4 则指空腹血糖 >27.8mmol/L 且危及生命。

2. 免疫相关高血糖的处理策略

(1) G1~2 无须住院治疗,≥G3 则需要住院治疗,G4 更是需要肿瘤科医生与内分泌科医生共同协作,尽快为急症及危重症患者进行治疗。

(2) 如果新发空腹血糖 <11.1mmol/L 或既往有 2 型糖尿病病史但不伴DKA,可继续 ICI 治疗。如果存在 DKA,则需要停用 ICI。使用期间需要监测动态血糖,调整饮食及生活方式。某些情况下,ICI 所致糖尿病并不仅仅与胰岛功能有关,还可能存在垂体功能障碍,故应同时对糖尿病和垂体功能进行监测或动态监测。如血糖进一步升高,可加用降糖药物治疗,并请内分泌科医生会诊。

（3）G2 时需要暂停 ICI 使用，经降糖治疗后如血糖水平恢复至正常范围内，则可在对血糖进行监测的情况下接受 ICI 再挑战。

（4）对于达到 G3，即空腹/随机血糖 >13.9mmol/L 时，患者需住院治疗。入院后应完善血常规、血 pH、基础代谢组合检查、尿或血浆酮体、β-羟基丁酸等指标的检查；同时检测胰岛功能，包括抗胰岛细胞抗体等，以便明确糖尿病是否由免疫治疗介导。此时，患者需暂停 ICI 治疗，请内分泌科会诊。对于 G4 的患者，建议日后除非特殊情况，禁用 ICI。

【编者观点】

中老年及糖尿病患者在使用 ICI 时要动态监测血糖，明确初始治疗前的血糖状态，在治疗过程中每周期用药前后均须检测血糖，出现血糖异常时及时判断原因，并结合免疫相关高血糖的分级标准及时调整治疗方案，同时调整饮食及生活方式。对于出现 G3 以上级别高血糖，应立即暂停使用 ICI，并尽快住院治疗，必要时需要内分泌专科医生指导治疗。

❶ 51　免疫治疗会引起淋巴细胞减少吗？

当前，国内外免疫治疗的相关治疗方案分为免疫单药和免疫联合治疗两大类，后者尤以免疫联合化疗为主。而众所周知，化疗药物存在明显的骨髓抑制作用。为了阐明引起淋巴细胞减少的主要原因，应分别探讨单纯免疫治疗与免疫联合疗法所致的淋巴细胞减少风险。

1. 免疫治疗对淋巴细胞的影响

KEYNOTE-042 中国亚组分析显示，128 例 PD-L1 阳性晚期 NSCLC 接受帕博利珠单抗一线治疗后，仅 3 例（2.3%）发生了任意级别白细胞减少。CHECKMATE 078 研究显示，纳武利尤单抗治疗晚期 NSCLC 发生任意级别白细胞减少的概率为 3%（11/337）。由于淋巴细胞仅为白细胞的一种类型，故可推测免疫单药一线或后线治疗引起的淋巴细胞减少发生率更低，不超过 3%。

2. 免疫与其他抗肿瘤疗法联用时对淋巴细胞的影响

（1）免疫联合放疗：一项回顾性研究发现，晚期 NSCLC 在免疫治疗前（6个月内）和/或免疫治疗期间接受放疗，可显著增加免疫治疗相关的外周血淋巴细胞减少的风险，多因素 logistic 回归分析的 OR 为 1.91（P=0.025）。与放疗相关淋巴细胞减少的相关因素包括多疗程（OR=3.78；P<0.001）、多部位照射（OR=4.77；P=0.018）和高剂量（≥50Gy）（OR=3.75；P=0.004）（表 3-1-1）。

表 3-1-1 免疫治疗期间淋巴细胞减少的相关因素

变量	单因素 logistic 回归分析			多因素 logistic 回归分析		
	OR	95%*CI*	*P*	*OR*	95%*CI*	*P*
≥65 岁 vs.<65 岁	0.57	0.34~0.96	0.036	0.70	0.40~1.20	0.194
男性 vs. 女性	0.75	0.45~1.26	0.276			
ECOG PS 0~2 分 vs. 3~4 分	4.21	1.18~15.00	0.027	3.28	0.90~12.00	0.073
局限于胸部 vs. 转移	1.34	0.57~3.15	0.504			
M 分期						
M$_0$/M$_{1a}$ vs. M$_{1b/c}$	2.65	1.56~4.50	<0.001	1.83	0.99~3.37	0.053
腺癌 vs. 其他	1.35	0.80~2.27	0.263			
放疗 vs. 未放疗	2.28	1.40~3.74	0.001	1.91	1.08~3.36	0.025
既往化疗线数						
无	1.00					
1L	0.46	1.62	0.227			
≥2L	0.76	2.64	0.66			
末线化疗方案						
细胞毒药物 vs. 其他	1.1	2.36	0.785			
末线化疗与免疫治疗的间隔						
≤1 个月 vs.>1 个月	0.72	1.2	0.208			

（2）免疫联合化疗：血液毒性是化疗的常见不良反应，表现为白细胞、中性粒细胞及淋巴细胞减少等。有研究显示，ICI 与骨髓抑制药物环磷酰胺（CTX）联合治疗可能使血液毒性更为复杂。

由此可见，当免疫治疗与其他抗肿瘤疗法联合应用时，放疗或化疗所致的骨髓抑制可能是引起淋巴细胞减少的主因，免疫治疗或许仅仅发挥了协同作用。提示当免疫联合放疗或化疗治疗时，应当对血液系统毒性给予一定关注。

3. 现存问题及未来展望

进入免疫治疗时代后，由于免疫检查点抑制剂主要通过淋巴细胞（T 细胞）发挥作用，肿瘤治疗所致的淋巴细胞减少可能会在一定程度上削弱免疫检查点抑制剂的激活效应，从而对疗效产生潜在负面影响。然而这一领域的文献仍属空白，故探寻肿瘤治疗所致淋巴细胞减少对免疫治疗疗效的影响是未来关注的重点。

另一方面,已知中性粒细胞/淋巴细胞比值(NLR)下降与免疫治疗疗效更优相关,那么导致 NLR 下降的原因,尤其是淋巴细胞增加是否影响免疫治疗的疗效也值得进一步探讨。

此外,当前淋巴细胞通常通过血常规检出,而血常规所得结果其实同时包含了 T 细胞、B 细胞及 NK 细胞,T 细胞还可进一步分为 $CD4^+$ T 细胞、$CD8^+$ T 细胞等。明确各类细胞对淋巴细胞总数减少的贡献度、比值与绝对计数的选择,以及不同亚组淋巴细胞减少对免疫治疗疗效的影响是否有差异均是尚待解决的问题。目前,采用流式细胞术以定量分析,以及对 $CD38^+$ T 细胞或 $CD2^+$ T 细胞等活化 T 细胞的定性分析已应用于临床。

【编者观点】

免疫单药引起的淋巴细胞减少发生率很低,但免疫联合放疗或化疗时,应当对血液系统毒性包括淋巴细胞减少给予一定关注。探寻肿瘤治疗所致淋巴细胞减少对免疫治疗疗效的影响是关注的热点。未来是否可以进行减少化疗药物,如联合改为单药化疗、减低化疗剂量、减少化疗周期数等需要前瞻性的随机对照研究来进一步证实。

第二节 | 免疫治疗的皮肤毒性管理

🅠 52　免疫治疗引起的白癜风及临床处理

免疫治疗引起的白癜风属于免疫治疗相关皮肤毒性,最常见于恶性黑色素瘤患者。一项回顾性研究纳入 83 名接受帕博利珠单抗治疗的恶性肿瘤(包括黑色素瘤、肺癌、前列腺癌等)患者,结果显示白癜风的总发生率在8%~25%,且几乎都是黑色素瘤患者。一些研究中报道,使用帕博利珠单抗或纳武利尤单抗等免疫治疗的黑色素瘤患者临床获益(如 ORR 或总生存率)与更高的白癜风发生率显著相关。一项发表在 2019 年探讨黑色素瘤与白癜风发生相关性的综述中指出,ICI 相关皮肤色素脱失与预后良好显著相关,虽然 ICI 相关皮肤色素脱失属于 2 级免疫相关不良事件(immune-related adverse events,irAE),但无须停用 ICI。一些国外专家对免疫治疗相关白癜风的管理提出了自身观点,但管理建议并未完全一致。荷兰专家的观点是:发生白癜风后可继续 ICI 治疗,并可采取包括局部皮质类固醇、光疗及医学遮盖疗法等方法治疗;由于局部或系统免疫抑制疗法可能降低 ICI 治疗应答,不建议使用这类药物管理黑色素瘤相关白癜风；在某些情况下，如果长期停用 ICI 后黑色素瘤相关白癜风持续存在时，可考虑局部免疫抑制治疗。加拿大专家从皮肤病学角度对免疫治疗相关白癜风管理提出：建议使用外用皮质类固醇（二丙酸倍他米松0.05%，糠酸莫米松，丙酸氯倍他索 0.05%）、外用他克莫司（0.1% 软膏）、窄谱中波紫外线（NB-UVB）光疗或医学遮盖疗法来管理免疫治疗相关白癜风。

《CSCO 免疫检查点抑制剂相关毒性管理指南 2021》及《NCCN 免疫治疗相关毒性管理指南（2022. V1）》（*Management of Immunotherapy-Related Toxicities, Version 1. 2022, NCCN Clinical Practice Guidelines in Oncology*）中并未对这一免疫治疗相关不良事件的管理进行推荐。皮肤科相关指南对白癜风的管理已形成明确的诊疗意见，建议在发现相关病例时首先请皮肤科进行会诊。《白癜风诊疗共识（2021 版）》指出，白癜风在选择治疗措施时，主要考虑因素包括病期（进展期与稳定期）、分型（节段型、非节段型、混合型、未定类型），以及严重程度评级等（表 3-2-1）。基于以上因素综合判断后，进一步选择激素、光疗、钙调磷酸酶抑制剂或维生素 D_3 衍生物等治疗措施。

表 3-2-1 白癜风诊疗共识（2021 版）中对白癜风的治疗原则

进展期白癜风			稳定期白癜风		
未定类型	非节段型与混合型	节段型	未定类型	非节段型与混合型	节段型
可外用糖皮质激素或钙调磷酸酶抑制剂等，也可外用低浓度光敏药或维生素 D_3 衍生物可选 308nm 准分子激光、准分子光或局部窄谱中波紫外线（NB-UVB）快速进展期可考虑系统使用激素早期干预	VIDA 积 分 >3 分系统用激素早期干预，中医中药、NB-UVB、308nm 准 分 子激光和准分子光也可选用快速进展期采用光疗，可联合系统用激素或抗氧化剂局部外用药治疗参考进展期未定类型	参考进展期未定类型治疗。	外用光敏剂、激素、钙调磷酸酶抑制剂、维生素 D_3 衍生物等；自体表皮移植及黑素细胞移植局部光疗参考进展期未定类型白癜风	光疗，中医中药、自体表皮移植或黑素细胞移植局部外用药治疗参考稳定期未定类型白癜风	自体表皮移植或黑素细胞移植，包括自体表皮片移植、微小皮片移植、刃厚皮片移植、自体非培养表皮细胞悬液移植、自体培养黑素细胞移植等其他参考稳定期未定类型白癜风治疗

【编者观点】

目前国内外尚无权威指南对免疫治疗所引起的白癜风的管理进行推荐，由于免疫治疗所致白癜风与预后良好显著相关，因此在临床实践中可以考虑继续免疫治疗。建议在发现相关病例时首先请皮肤科进行会诊，在皮肤科医生的协同下采取包括局部皮质类固醇、光疗及医学遮盖疗法等措施对免疫所致白癜风进行管理。我们也期待有更多的临床经验及真实世界数据为这一免疫治疗相关不良反应的管理提供参考意见。

53　免疫治疗引起的口腔炎及临床处理

口腔炎是免疫治疗的不良反应之一。在某些文献中，口腔炎也被归类为皮肤 irAE 之一。临床实践和临床试验中的口腔炎（尤其是口腔溃疡）通常被称为"黏膜炎"。口腔炎通常与皮肤严重毒性相伴随行，比如皮肤大面积剥脱性皮炎、类天疱疮等。一项荟萃分析显示，免疫治疗所致的口腔炎发生率为 3%，其中 PD-1 抑制剂、PD-L1 抑制剂及 CTLA-4 抑制剂的发生率分别为 6%、3% 和 2%。

由于口腔炎在免疫及靶向等治疗过程中较为常见，需要进行全面的全程管理，包括知识普及与宣教、保持口腔清洁卫生、补充微量元素、营养支持、激素与对症治疗五个方面。

1. 口腔炎相关知识的普及与宣教

一方面，口腔炎不仅仅与免疫治疗有关，也是靶向治疗的常见不良反应；另一方面，肿瘤患者的口腔管理尚未达到理想水平。因此，所有肿瘤患者均应接受口腔炎的知识普及和宣传教育。

2. 保持口腔清洁卫生

肿瘤患者应当勤刷牙，并辅以含漱液漱口。传统牙刷对口腔的清洁能力有限，更建议辅以牙线、冲牙器等工具进一步口腔清洁。含漱液既有淡盐水、碳酸氢钠溶液等简单的含漱液，也包括具有消炎、黏附修复作用的含漱液，比如复方氯己定、硼砂含漱液，以及中药含漱液等。

3. 补充微量元素

一般推荐肿瘤患者服用复合维生素，口腔黏膜炎患者则尤其需要补充 B 族维生素，以帮助黏膜修复。

4. 营养支持

确保患者的营养支持也有助于口腔黏膜的恢复。

5. 激素与对症治疗

根据口腔黏膜 irAE 的严重程度进行分级管理，包括 ICI 的停用与否和以类固醇激素为主的治疗等（表 3-2-2）。类固醇激素、低剂量激光疗法，以及局部利多卡因有利于以缓解疼痛。

表 3-2-2　口腔黏膜 irAE 的分级管理

分级	处理方法
G1：无症状或轻度不适	对有症状患者可给予类固醇漱口液（含地塞米松 0.5mg，5ml）或醋酸氟轻松软膏；若出现嘴唇红肿可给予他克莫司软膏
G2：口腔病灶部位中度疼痛，但不影响进食	暂停 ICI 治疗；口服泼尼松 1mg/kg
G3：口腔病灶部位重度疼痛，影响进食	停止 ICI 治疗；强效类固醇漱口液（0.05% 氯倍他索）；口服泼尼松 1~2mg/kg；局部用药
G4：严重口腔疼痛，前期治疗干预无效，无法通过口腔给予营养	永久停止 ICI 治疗；口服/静脉给予泼尼松或甲泼尼龙 1~2mg/kg；继续局部用药

 【编者观点】

口腔炎是较常见的免疫治疗相关不良反应，需要给予足够的关注，全程管理包括：知识普及与宣教、保持口腔清洁卫生、补充微量元素、营养支持、激素与对症治疗五个方面。

第三节｜**免疫治疗的肺毒性管理**

54　免疫治疗相关肺炎及临床处理

参考 NCCN、癌症免疫治疗学会（Society for Immunotherapy of Cancer，SITC）、ASCO 对于免疫检查点抑制剂治疗过程中出现的免疫不良反应的管理指南，根据中华医学会呼吸病学分会肺癌学组针对免疫检查点抑制剂相关肺炎的诊治形成的《免疫检查点抑制剂相关肺炎诊治专家共识》，免疫相关性肺炎（CIP）须进行分级治疗。

1. 轻度 CIP（1 级）

（1）应酌情推迟 ICI 治疗。

（2）对症支持治疗。

（3）密切随诊，观察患者病情变化，监测症状、体征及血氧饱和度；检测血常规、血生化、感染指标、动脉血气及肺功能等指标；如果症状加重及时行胸部CT检查。如病情进展可按更高级别处理。

（4）如果不能排除合并感染，建议加用抗感染治疗。

（5）患者症状缓解且肺部影像学检查证实病情痊愈，可考虑重新使用ICI治疗。

2. 中度 CIP（2 级）

（1）暂停 ICI 治疗。

（2）住院治疗。

（3）积极氧疗，必要时使用高流量或无创通气。

（4）止咳平喘等对症支持治疗。

（5）糖皮质激素（以下简称激素）治疗：先静脉给药，症状改善后改为口服，如甲泼尼龙 1~2mg/（kg·d）或等效药物；激素治疗至症状及影像学改善后逐渐减量，治疗疗程 >6 周。

（6）密切观察病情变化，每天观察症状体征，监测血氧饱和度；检测血常规、血生化、感染指标、凝血指标及动脉血气，监测肺功能；如果症状加重应及时行胸部 CT 检查。激素治疗 48~72 小时后症状无改善或加重，按照更高级别处理。

（7）如不能排除合并感染，建议加用抗感染治疗。

（8）症状缓解且胸部影像学检查证实病情痊愈，个体化权衡利弊，评估能否再次使用 ICI 治疗。

3. 重度 CIP（≥3 级）

（1）可考虑永久性停用 ICI。

（2）住院治疗，如病情需要可入住 ICU。

（3）积极进行氧疗，保证氧合状态。必要时使用呼吸机辅助通气或体外膜氧合治疗。

（4）对症支持及生命支持治疗。

（5）激素治疗：静脉给予中至大剂量激素，如甲泼尼龙 2~4mg/（kg·d）或等效药物；激素治疗至症状及影像学改善后逐渐减量，疗程 >8 周。

（6）大剂量激素治疗期间可预防性使用质子泵抑制剂及补充钙剂。

（7）密切观察病情变化：每天观察症状和体征，监测血氧饱和度、血压、血糖、血常规、血生化、感染指标、凝血指标及动脉血气；48~72h 后行床旁 X 线胸片，如果病情允许可行胸部 CT 检查。

（8）如果病情进展可考虑加用免疫球蛋白和／或免疫抑制剂治疗。

（9）如果不能排除合并感染，建议加用抗感染治疗。目前关于 CIP 治疗中激素及免疫抑制剂的剂量与疗程尚缺乏大规模研究结果证实，应根据患者的基础疾病、合并症、不良反应严重程度及激素耐受情况进行个体化治疗，以降低产生潜在并发症的风险。

【编者观点】

对于 CIP 的管理应当做到早识别、早治疗、分级管理，尽可能在 CIP 的早期阶段进行治疗，为患者后续的抗肿瘤治疗争取更多的机会。

55　肺部纤维化的患者免疫治疗是否增加肺炎发生风险？

免疫相关性肺炎（CIP）是一种罕见但有致命威胁的严重不良事件，在 ICI 相关死亡事件中占 35%。临床研究数据显示，接受 PD-1/PD-L1 抑制剂单药治疗的患者，CIP 的发生率小于 5%，其中 3 级以上的 CIP 发生率仅为 0~1.5%。由于多数临床研究将合并肺间质病变作为排除标准，因此真实世界中接受免疫治疗的肿瘤患者的 CIP 发生率更高。回顾性研究发现 CIP 的真实发生率可高达到 13%~19%，可能与患者存在肺部基础疾病相关。

肺间质病变有多种类型，包括肺间质异常（ILA）、间质性肺病（ILD）、肺部纤维化等。一项纳入 123 例 NSCLC 患者的回顾性研究发现，免疫治疗前存在肺部纤维化的患者 CIP 的发生率高达 35.1%（13/37），多因素分析显示，肺部纤维化是 CIP 的危险因素。另一项回顾性研究发现，肺间质病变中的磨玻璃衰减灶（ground glass attenuation，GGA）是 CIP 的独立危险因素，治疗前存在 GGA 的患者 CIP 的发生率较无 GGA 存在的患者显著升高（42.9% vs. 1.4%，$P<0.001$）。一项回顾性分析了 150 余例接受免疫治疗的 NSCLC 患者肺间质病变与 CIP 发生风险的相关性。结果显示肺间质病变中的磨玻璃密度影（ground glass opacity，GGO）是 CIP 的独立危险因素，而单纯的纤维化（包括网格状或蜂窝状纤维化）并不增加 CIP 的发生风险。GGA/GGO 在病理上反映了淋巴细胞在间质中的渗出及间质中的炎症，提示肺组织处于活动性炎症状态。ICI 通过促进淋巴细胞活性发挥抗肿瘤作用，可能促进和加重 GGA/GGO 向 CIP 发展。而前述的研究认为肺部纤维化是 CIP 的危险因素，与后两项研究结论不一致，可能与该研究并未探讨和评估肺部纤维化不同评分患者是否同时存在 GGA/GGO 病变有关。该研究中所展示纤维化评分为 3 分患者示例图像中可以见到

大面积 GGA 病变。

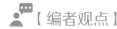【编者观点】

　　真实世界中免疫治疗出现更高 CIP 发生率,可能与更多患者存在肺部基础间质病变有关。基于有限的证据可以看出,肺部存在活动性炎症状态才是免疫治疗相关性肺炎的高危因素。单纯的纤维化不伴随炎症渗出状态并不会增加 CIP 风险,因此在临床实践中需要个体化识别和选择。

56 发生免疫治疗相关肺炎的患者什么情况下能够免疫再挑战?

　　在免疫治疗相关肺炎治疗后,部分患者可根据临床具体情况考虑 ICI 再挑战。建议首先根据患者前期 ICI 治疗的疗效进行考量:前期 ICI 取得完全缓解者,建议观察;前期疾病进展者,不再考虑接受 ICI 治疗;前期 ICI 获得部分缓解或疾病稳定者,可考虑再挑战。

　　同时,也需要关注患者初发免疫治疗相关肺炎的情况。从肺炎严重程度来看,对于 1~2 级毒性,激素治疗敏感者,考虑再挑战;部分 3 级毒性,激素治疗敏感且恢复良好者,考虑再挑战。建议再挑战前复查肺功能(包括通气功能、容量及弥散功能的测定),评估初次免疫治疗相关肺炎后肺功能受损的程度及后续对于再次出现免疫治疗相关肺炎的耐受性。而对于肺基础疾病严重、激素治疗后吸收缓慢、无法 8~12 周内完全停药或 1 次免疫治疗相关肺炎后肺功能受损严重者,不建议再挑战。另外,初次免疫治疗相关肺炎的发生时间也可能影响 ICI 再挑战的安全性。一项发表于 *JAMA Oncology* 的观察性、横断面、药物警戒队列研究探讨了癌症患者在 irAE 导致停药后,再次接受 ICI 治疗后同一 irAE 的复发率,并探讨与此类复发相关的临床特征。结果显示,与免疫相关肺炎未复发的患者相比,免疫相关肺炎复发者发生初始免疫相关肺炎的时间更晚(44 天 vs. 88 天,P=0.03)(表 3-3-1)。

表 3-3-1　对比复发与未复发 irAE 人群的至发生初始 irAE 的时间

初始 irAE	irAE 复发人群			irAE 未复发人群			P
	n	数据可用的患者数	至发生初始 irAE 的时间 /d	n	数据可用的患者数	至发生初始 irAE 的时间 /d	
肺炎	34	21(62%)	88(58~178)	67	36(54%)	44(20~90)	0.03

【编者观点】

在免疫治疗相关肺炎得以良好恢复后,部分患者可考虑免疫治疗再挑战。但当前仍缺乏高级别循证医学证据对再挑战的具体标准进行推荐。建议在充分考量患者的免疫治疗效果、初始免疫治疗相关肺炎的严重程度、发生时间、肺功能状况及基础肺疾病史等因素后,评估风险获益比,再确定是否再挑战。接受再挑战的患者,除了定期评估疗效外,应严密监测毒副作用。

第四节 | 免疫治疗的胃肠毒性管理

Q 57　免疫治疗能否引起食欲下降?

免疫治疗引起食欲不佳/厌食的可能原因如下。

1. 胃肠道 irAE 的临床表现

各种抗肿瘤治疗不良反应,如放化疗过程中出现的恶心、呕吐、腹泻、口干等副作用,会引起食欲下降。而 ICI 诱导的结肠炎可能出现腹痛、恶心、腹泻等症状。此外,临床实践中也发现,免疫治疗所致胰腺炎也能够导致纳差。故推测 ICI 相关胃肠道毒性可能会继发性引起患者食欲下降。

2. 与免疫治疗所致其他脏器 AE 相关

ICI 诱发的肝炎可能出现恶心、呕吐、厌食等症状。一项回顾性研究对 6 个国际机构中接受 ICI 治疗并发生免疫相关肝炎的 164 例患者(黑色素瘤占 83.5%)进行分析发现,17.1% 的患者可表现出疲劳、厌食。临床诊疗过程中还发现,纳差还可能与 ICI 所致的内分泌毒性有关。

多项研究对免疫治疗所致厌食的发生率的报道尚不一致,为 5.8%~33%(表 3-4-1)。其中一项多中心、开放标签的随机 Ⅱ 期试验显示,免疫单药所致厌食发生率略低(26%),双免治疗的比例较高(33%)。

【编者观点】

接受免疫治疗的患者出现纳差后,需要明确病因,尤其对于免疫联合化疗治疗者,应当分析纳差由化疗所致或由免疫联合化疗所致,通过胃镜、超声等手段进行病理诊断和免疫评估十分重要。在纳差的管理方面,多学科团队形式指导下的对症治疗是当前的普遍共识。

表 3-4-1　临床研究中，免疫治疗所致厌食的发生率

研究者及发表时间	研究类型	患者	ICI 治疗方案	厌食 / 食欲不佳发生率
Vanita Noronha, et al. 2021	回顾性研究	有 ICI 适应证的非黑色素瘤患者，其中 155 例接受 ICI 治疗头颈部肿瘤 31%，肺癌 49%，其他 20%	纳武利尤单抗:97.4% 帕博利珠单抗:2.6% 肺癌患者中，ICI 中位治疗线数为 2L	发生率:5.8% ICI 使用至发生厌食的时间中位数:1.3（1.0~1.6）个月
Sandra P D'Angelo, et al. 2018	多中心、开放标签、随机、非比较、Ⅱ期试验	接受过一线以上治疗的转移性肉瘤，n=85	单药组:纳武利尤单抗 3mg/kg，每 2 周 1 次 × 4 次→纳武利尤单抗 3mg/kg，每 2 周 1 次 联合组:纳武利尤单抗 3mg/kg+伊匹木单抗 1mg/kg，每 3 周 1 次 × 4 次→纳武利尤单抗 3mg/kg，每 2 周 1 次	单药组:26% 联合组:33%
Hisao Imai, et al. 2020	回顾性研究	接受帕博利珠单抗一线单药治疗的≥75 岁且 PD-L1≥50% 的晚期 NSCLC，n=47	帕博利珠单抗 200mg，每 3 周 1 次，一线治疗	发生率:12.7% ≥G3 发生率:4.2%
Ou Yamaguchi, et al. 2020	回顾性研究	接受二线以上 ICI 单药治疗的≥75 岁晚期 NSCLC，n=131	纳武利尤单抗:84.7% 帕博利珠单抗:15.3%	发生率:15.2% ≥G3 发生率:3.0%

58 免疫治疗引起的腹泻及临床处理

胃肠毒性主要表现为腹泻 / 结肠炎，是 ICI 治疗最常见的毒性之一，3~4 级免疫相关胃肠道毒性是导致 ICI 治疗中断的常见原因。免疫相关的胃肠道毒性的分级如表 3-4-2 所示。CTLA-4 抑制剂的胃肠道毒性发生风险远远高于 PD-1/PD-L1 抑制剂，并且可发生于治疗过程中的任意时间，甚至治疗结束后数个月，需要特别引起重视。PD-1/PD-L1 抑制剂的胃肠道毒性发生的时间中位数为用药后 6~8 周。以上两类药物的联合使用会显著提高胃肠道毒性的发生风险，并且导致发生时间提前。

表 3-4-2 免疫相关的胃肠道毒性的分级

分级	临床表现
1 级	无症状；只需要临床或诊断性观察（1 级腹泻≤4 次 /d）
2 级	腹痛；大便黏液或带血（2 级腹泻频率 4~6 次 /d）
3 级	剧烈腹痛；大便习惯改变；需要药物干预治疗；腹膜刺激征（3 级腹泻频率≥7 次 /d）
4 级	症状危及生命；需要紧急干预治疗

大多数患者发生免疫相关胃肠道毒性时病变累及乙状结肠和直肠，上消化道改变罕见，内镜下多表现为黏膜红斑、糜烂、溃疡形成。临床主要表现为腹泻，还可发生腹痛、大便带血和黏液、发热等症状，少部分患者还可表现为口腔溃疡、肛门病变（肛瘘、脓肿、肛裂），以及关节疼痛、内分泌紊乱、皮肤病变等肠外表现。

出现腹痛、腹泻等症状的患者要警惕免疫相关性胃肠毒性的可能性。对于严重腹泻或持续的 2 级及以上的腹泻患者推荐弯曲乙状结肠镜或结肠镜检查以进一步明确诊断。ICI 治疗引起的胃肠毒性组织学图像通常不同于炎症性肠病（inflammatory bowel disease，IBD）的表现。大多数病例表现为急性结肠炎，病理表现为中性粒细胞和嗜酸性粒细胞浸润，或者是弥漫性或局灶性片状隐窝脓肿。也有病例表现为慢性 BD 特征，例如肉芽肿、基底部浆细胞增多和片状病变（萎缩、扭曲、分枝和发芽），上消化道症状（吞咽困难和上腹痛）和内镜下病变（食管溃疡、胃炎和十二指肠炎）也有报道。大约有一半的 CTLA-4 抑制剂导致的小肠结肠炎患者伴有胃部和十二指肠的慢性、轻度、片状炎症（病理表现为腺窝扭曲、局灶性和异质性绒毛缩短、固有层嗜酸性和单核炎症细胞增多）。

大部分 ICI 治疗引起的胃肠毒性均能够得到很好控制。胃肠毒性与 ICI 治疗抗肿瘤预后的相关性也有报道，一些研究发现伊匹木单抗介导的小肠结肠炎和肿瘤退缩或总生存相关。在一项剂量递增研究中，CTLA-4 抑制剂治疗剂量越大，用药时间越长，3~4 级毒性发生率可能越高，但抗肿瘤的有效率并未相应提升；也有研究提示胃肠毒性与 ICI 治疗的疗效无关。对于出现胃肠毒性后再次使用 ICI 需要根据具体情况平衡风险，原则上 G2~G3 暂停，毒性缓解后可以考虑再次尝试，G4 永久停用。不同指南对免疫治疗导致的腹泻 / 结肠炎对比如表 3-4-3 所示。

表 3-4-3　不同指南对免疫治疗导致的腹泻 / 结肠炎对比

分级	2019 CSCO	2020 NCCN	2021 CSCO	2021 NCCN
G1	继续 ICI，必要时口服补液，止泻药物对症处理	考虑暂停 ICI；洛哌丁胺 / 地芬诺酯 / 阿托品 2~3d	继续 ICI 必要时口服补液，止泻药物对症处理	考虑暂停 ICI；洛哌丁胺 / 地芬诺酯 / 阿托品 2~3d；如症状持续进展则检测钙防卫蛋白和乳铁蛋白，如为阳性按 G2 处理
G2	暂停 ICI，泼尼松 1mg/(kg·d)，若 48~72h 无效或加重，增加至 2mg/(kg·d)，考虑加用英夫利西单抗	暂停 ICI；泼尼松 / 甲泼尼龙 1~2mg/(kg·d)；若 2~3d 无效，2 周内考虑加用英夫利西或维得利珠单抗	暂停 ICI，泼尼松 1mg/(kg·d)，若 48~72h 无改善或加重，增加剂量至 2mg/(kg·d)，考虑加用英夫利西单抗	暂停 ICI；泼尼松 / 甲泼尼龙 1~2mg/(kg·d)；若 2~3d 无效，2 周内考虑加用英夫利西或维得利珠单抗
G3、G4	G3 暂停 ICI；G4 永久停用 ICI；G3、G4 均宜用甲泼尼龙 2mg/(kg·d)，如 48 小时激素治疗无效或加重，加用英夫利西单抗；若英夫利西单抗耐药，考虑维得利珠单抗或临床研究	G3 停用抗 CTLA-4；恢复后可考虑再用抗 PD-1/PD-L1；G4 永久停用 ICI；G3、G4 均宜甲泼尼龙 1~2mg/(kg·d)，若 2d 内无效强烈建议 2 周内加用英夫利西或维得利珠单抗	G3 暂停 ICI；G4 永久停用 ICI；静脉应用甲泼尼龙 2mg/(kg·d)，无须等待肠镜检查即可开始激素治疗。如 48h 激素治疗无效或加重，在继续应用激素的同时加用英夫利西单抗；若英夫利西单抗耐药，考虑维得利珠单抗或临床研究	G3 停用抗 CTLA-4；恢复后可考虑再用抗 PD-1/PD-L1；G4 永久停用 ICI；G3、G4 均宜甲泼尼龙 1~2mg/(kg·d)，若 2 天内无效强烈建议 2 周内加用英夫利西或维得利珠单抗

消化系统恶性肿瘤患者使用 ICI 治疗应考虑原发病引起的消化道症状，胃肠道毒性的治疗原则尚需在临床实践中进一步探索完善。

Q 59 改善肠道微生物状态能否降低 irAE 的发生率？

肠道微生物与机体免疫调节有重要关系。对接受伊匹木单抗治疗的 34 例转移性黑色素瘤患者肠道菌群进行分析发现，免疫治疗前拟杆菌门菌种的丰度增加有助于预防免疫治疗相关结肠炎的发生。2021 年一项纳入 77 例黑色素瘤患者的研究显示，在接受抗 CTLA-4 和抗 PD-1 联合治疗过程中，肠道菌群可通过上调 IL-1β 诱发免疫治疗相关的肠道炎症，移植肠道拟杆菌，发现小鼠回肠的回肠损伤明显增加。这些结果提示，特定肠道微生物可预测黑色素瘤患者免疫联合治疗的不良反应。

因此，对某些肠道菌群丰度进行调节，可明显减少免疫治疗相关 AE 的发生。

第五节 | 免疫治疗的骨关节与肌毒性管理

Q 60 使用免疫检查点抑制剂后出现重症肌无力应如何处理？

重症肌无力是一种神经肌肉接头功能障碍所致的自身免疫性疾病，特征为眼肌、延髓肌、四肢肌和呼吸肌出现波动性的无力现象，这些肌肉共同受累且不固定，女性发病多于男性，可以分为眼肌型、轻度全身型、中度全身型、重度激进型、迟发重度型、肌萎缩型，分型有助于选择治疗方案及判断预后。

免疫治疗所引发的重症肌无力目前报道的病例并不多，免疫治疗相关肌无力往往与基础疾病有一定的相关联，如胸腺瘤、胸腺增生或其他免疫性疾病如甲状腺功能亢进，风湿性关节炎等，因此针对这类患者是否使用免疫治疗，应该采取审慎态度进行认真评估与沟通。

参考相关的诊治指南，包括 ESMO、NCCN 和 CSCO 指南及其他学科指南，如《2020 年中国重症肌无力诊断和治疗指南》，我们首先要进行相关辅助检查，包括药理学检查、电生理学检查、血清抗乙酰胆碱受体（AChR）抗体检查、胸腺影像学检查，针对患者的肌无力类型及临床表现作出初步判断，同时请相关的科室或组织多学科团队进行会诊。对于影响生活及出现呼吸困难和/或行走困难的患者，应该给予立即停药；对于眼畸形及其他类型的肌无力，治疗基本上采用激素补充治疗免疫治疗相关重症；重度或者出现肌无力危象的时候，需要在糖皮质激素基础之上联合抗胆碱酯酶药物或者免疫球蛋白治疗；如果是由于胸腺肿物所引起的免疫治疗相关性的肌无力，在病症得到适当缓解后，可以采用胸腺切除术或局部放疗。

61　免疫治疗相关骨关节疼痛如何诊断？

免疫治疗引起的免疫细胞、细胞 / 炎症因子等改变可能会造成滑膜损伤，导致骨关节疼痛。肿瘤患者的某些合并症，如自身免疫性疾病等也会引起骨关节疼痛。另外，肺癌本身也可造成骨关节疼痛，其原因与异位生长激素分泌过多致骨骼系统发生特异性改变有关。

PD-1/PD-L1 单抗、CTLA-4 单抗均可出现此类 irAE，更多见于 PD-1/PD-L1 单抗及联合免疫治疗，其发生时间中位数为 38 周，因此治疗过程中医生应当在更长的时间范围内对这一 irAE 进行监测。临床研究报道的发生率为 2%~46%。在临床实践中这类 irAE 易被忽视，因此真实世界中观察到的发生率可能比临床研究更低。

免疫治疗相关关节痛等最多见于骨关节 / 肌肉类风湿样改变，比如关节炎、肌炎等。因此，关节痛不能作为独立诊断，而只是免疫相关炎症性关节炎的临床表现之一。这就要求对患者进行关节检查（如 MRI 等）及肌炎、肌无力相关指标的检测，并请相关科室会诊。

对于免疫相关骨关节疼痛，G1 以常规对症治疗，改善症状为主。G2 及以上或症状持续时间较长或严重影响功能时，建议请相关科室会诊，并行关节镜、穿刺活检等，以更好地管理该 irAE。

重症患者的预防和管理应当成为未来关注的重点，力争实现早发现、早管理，避免病情恶化。

62　免疫治疗会影响骨愈合吗？

1. 免疫治疗对骨代谢影响的循证医学证据

免疫治疗本身对骨关节有一定毒性，具体主要表现为骨关节 / 肌肉类风湿样改变，如关节炎、肌炎等。然而，暂未检索到直接探讨免疫治疗对骨愈合影响的研究，二者关系尚不明确。

但已有回顾性研究发现，肿瘤患者经免疫治疗后可能引起骨折、吸收性骨损害等骨骼病变，提示免疫治疗可能对骨代谢有不良影响。对 6 例发生 ICI 相关骨折 / 吸收性骨病变患者分析还发现，对这类患者的处理均停用了免疫治疗，但后续骨骼相关结局未做报告（表 3-5-1）。

表 3-5-1　ICI 相关骨折／吸收性骨病变患者的特征及临床病程

研究名称	研究类型	患者	治疗方案	临床结局	对骨骼的影响
Kendall F Moseley, et al	回顾性病例研究	接受 ICI 治疗时发生骨折或吸收性骨病变的肿瘤患者,$n=6$(黑色素瘤 4 例、肾细胞癌和 NSCLC 各 1 例)	帕博利珠单抗:2 例纳武利尤单抗:2 例纳武利尤单抗 + 伊匹木单抗:2 例	#1:治疗 18 个月后因骨折永久停用帕博利珠单抗,帕博利珠单抗起始治疗后 35 个月内 CR,并在停用后维持达 20 个月 #2:纳武利尤单抗前线治疗后因骨折停药。纳武利尤单抗 + 伊匹木单抗三线治疗,因 PD 死亡(确诊 7 年后) #3:帕博利珠单抗一线治疗 12 个月,CR,因骨折停药。停药后 SD #4:纳武利尤单抗 + 伊匹木单抗因骨吸收性病变停药,后疾病处于缓解状态。 #5:纳武利尤单抗因骨吸收性病变停用,最终因 PD 进行姑息治疗 #6:纳武利尤单抗 + 伊匹木单抗新辅助治疗因骨吸收性病变停用,术中发现胸膜转移,后因复发进行化疗	3 例骨折,3 例吸收性骨病变;所有骨折患者均有椎体受压,3 例中有 2 例存在多个骨折部位; 吸收性病变的部位包括肩、手和锁骨; 在 6 例患者中,有 5 例出现骨吸收相关生化指标升高或正常高值。接受 ESR 检测的 4 例患者中有 3 例升高

免疫治疗对骨代谢产生不良影响的可能机制:体内 T 细胞的系统性激活可引起细胞因子(如白介素)的改变,后者则可导致护骨因子(osteoprotegerin)配体介导的破骨细胞生成和骨丢失的增加。因此,ICI 可通过激活 T 细胞来增强骨吸收,进而引起骨丢失与骨脆性,增加骨折的风险。

2. 现存问题及未来展望

(1)免疫治疗与骨关节不良事件关系的明确:临床实践中,免疫治疗所致骨不良事件的发生较为罕见,关注度较低。免疫治疗所致骨代谢异常的潜在机制较为复杂,探索亦处于初步阶段,二者的相关性仍值得进一步明确。

(2)骨关节改变对肺癌免疫治疗的影响:临床中,部分肺癌患者会出现副肿瘤综合征或伴随其他组织器官的改变,其表现之一为骨关节疾病。由于绝大多数这类骨关节疾病属于自身免疫性反应,故应当关注免疫治疗对其的影响,尤其当骨关节疾病以自身免疫性为特征时。

(3)骨转移对肺癌免疫治疗的影响:肺癌患者常出现脑、肝脏、骨等部位的转移灶。免疫治疗用于合并脑转移或肝转移 NSCLC 的疗效已在多项临床试验中进行了评估，未来也应对骨转移患者的免疫治疗获益进行探讨。

（4）骨保护剂的应用及对免疫治疗的影响：对于存在骨转移或骨关节改变的肿瘤患者，建议常规应用双膦酸盐、地舒单抗等骨保护剂，并充分补充钙剂和鱼肝油，以减少骨不良事件的发生。但同时也应关注和评估合并这类药物使用时对免疫治疗的影响，比如地舒单抗可能影响炎症因子的分泌，甚至激活免疫应答，故其对免疫治疗的疗效可能存在潜在影响。近期一项回顾性研究亦提示地舒单抗联合免疫检查点抑制剂在合并骨转移的晚期 NSCLC 患者中可能存在一定协同抗肿瘤作用。

🅠 63　发生免疫相关肌炎和心肌炎的患者什么情况下能够免疫再挑战？

ICI 为肿瘤患者带来显著生存获益的同时，导致 irAE 的发生率增加。免疫相关性肌炎和心肌炎是罕见但有致命威胁的 irAE，临床研究报道免疫相关心肌炎发生率仅为 0.09%~1.14%，但其致死率高达 50%，位居所有 irAE 的首位。免疫相关肌炎的发生率低于 1%，其致死率为 10%~17%，研究发现超过 40%的免疫相关肌炎患者可并发心肌炎，若合并心肌炎死亡率高达 42%~52%。免疫相关性心肌炎的患者同时并发免疫相关肌炎和 / 或重症肌无力出现重叠综合征的发生率为 30%~40%。一项纳入 60 例重叠综合征病例的系统评价发现，该类患者预后不良，irAE 致死率接近 60%，且所有患者均未再重启免疫治疗。由于 irAE 停用免疫治疗后能否再挑战需要关注两个关键性问题，免疫治疗重启后是否增加 irAE 发生风险，以及重启免疫能否带来生存获益。

免疫治疗重启后是否增加 irAE 发生风险？一项迄今最大规模评价免疫治疗再挑战的研究中，452 例肺癌患者再挑战后初始 irAE 复发率为 28.8%，初始结肠炎、肝炎、肺炎等 irAE 再挑战后复发风险较高，心肌炎未见复发，肌炎发生率亦很低。研究发现，重启免疫治疗后，52% 的患者出现再发 / 新发的irAE，再发 / 新发的 irAE 中 G1~2 级占 58%，且经治疗 84% 的 irAE 痊愈或降至 G1 级。法国一项回顾性研究中纳入了 180 例出现 G2 级及以上 irAE 后重启免疫治疗的肿瘤患者，研究发现，与初始 irAE 相比，重启免疫治疗后 irAE的发生率及 G3~4 级 irAE 所占比例均降低，2 例心肌炎患者重启免疫治疗后1 例再次出现免疫相关性心肌炎，且未出现因重启后的 irAE 死亡的病例。这些真实世界的研究提示，重启免疫治疗后 irAE 发生率降低，并且以轻中度为主,大多数可通过治疗缓解。上述研究均未见明显增加免疫相关肌炎和心肌炎的发生率和严重程度。一项临床回顾性研究发现在 20 名接受免疫治疗的 NSCLC 或黑色素瘤患者中,18 名出现免疫相关肌炎,经过治疗后 9 名患者(其中中度免疫相关肌炎 6 名,重度 3 名)在症状缓解、肌酸激酶水平恢复正常后安全重启免疫治疗,其中 1 名患者重启免疫治疗后疗效达到 CR,5 名患者达到 PR。虽然免疫相关心肌炎死亡风险高,但真实世界中,出现 G2~3 级免疫相关心肌炎的患者由于缺乏 ICI 治疗的替代方案,在心肌炎经过综合治疗痊愈或降至 G1 级后选择重启免疫治疗,免疫治疗再挑战成功的个案报道屡见不鲜。现有指南单纯依据心肌炎的分级指导免疫治疗并不能完全反映整体支持治疗水平的进步带来的适用 ICI 治疗人群的扩大。

重启免疫能否带来生存获益? 美国一项探究免疫再挑战与生存收益关系的研究中共有 68 名 NSCLC 患者因 irAE 停药,其中 38 名重启免疫治疗。研究发现,初始 irAE 发生前免疫治疗无应答或应答不充分(疗效评价为稳定)的患者,重启免疫治疗后 PFS($HR=0.56$,95%CI 0.3~1.03,$P=0.064$)和 OS($HR=0.45$,95%CI 0.21~1.0,$P=0.049$)较停药组延长;对于初始 irAE 发生已达到 PR 或 CR 的患者,再挑战免疫治疗无明显生存获益(PFS:$HR=0.68$,95%CI 0.19~2.44,$P=0.56$;OS:$HR=0.37$,95%CI 0.06~2.21,$P=0.28$)。需要指出的是该研究中获得 PR/CR 患者重启免疫治疗相对于停药组已显示出生存获益更优趋势,只是差异无统计学意义,可能与样本量太小有关(重启组 12 例,停药组 8 例)。另一项回顾性研究共纳入了 329 名接受免疫治疗后出现 irAE 的晚期黑色素瘤患者,评估停药对免疫治疗疗效的影响。研究发现,因 irAE 停药的患者 PFS 和 OS 与未停药组无显著差异(PFS:$HR=0.99$,95%CI 0.72~1.37,$P=0.966$;OS:$HR=0.79$,95%CI 0.54~1.17,$P=0.234$)。

上述研究提示,免疫治疗再挑战并未导致 irAE 的发生率和严重程度上升。免疫再挑战对于因 irAE 停药前仅获得稳定未达 PR 以上疗效患者可能有额外生存获益。

 【编者观点】

虽然有限的证据表明免疫治疗再挑战并未导致 irAE 的发生率和严重程度进一步上升,但这样的研究均为回顾性并且再挑战时部分患者对免疫治疗药物和方案做出了调整,再次出现 irAE 时常常在 G1 即永久停用 ICI。因此对于免疫治疗再挑战并未导致 irAE 的发生率和严重程度上升结论应保持谨慎解读。首次治疗出现免疫相关肌炎和/或心肌炎患者停药后经过治疗 AE 恢复至 0~1 级时是否重启免疫治疗需要充分考虑既往 irAE 的严重程度、器官和组织的重要性，以及前期免疫治疗的疗效。基于有限的证据，获得 PR/CR 的患者不建议免疫治疗再挑战，而疗效为 SD 的患者除 G2 及以上心肌炎不再重启外，其余级别肌炎和心肌炎可以再挑战。需要指出的是，由于证据数量和级别均较低，临床决策仍需要个体化考虑。

第六节 ｜ 免疫治疗的其他毒性管理

64　免疫治疗导致的肾炎和骨髓抑制及临床处理

1. 免疫治疗导致肾炎的循证医学证据

急性肾损伤（AKI）是 ICI 治疗患者的一种少见并发症，AKI 发病率为 2%~17%，临床应用 ICI 过程中应对 AKI 高度重视。Kidney Disease Improving Global Outcomes（KDIGO）临床指南将 AKI 定义为 7 天内血清肌酐（sCr）水平增加≥50% 或 sCr 水平 2 天内增加≥0.3mg/dl 或较原先水平增高 50%，尿量 < 0.5ml/（kg·h）的时间大于等于 6 小时。急性肾脏病（AKD）定义为 AKI 或肾小球滤过率 <60ml/（min·1.73m^2）或肾小球滤过率下降大于等于基线的 35% 或 sCr 增加大于等于基线的 50%。AKI 的主要并发症包括容量超负荷、电解质紊乱、心律失常和尿毒症。尽管在预防和治疗方面取得了很大进展，但由 ICI 引起的 AKI 相关性死亡率仍然很高。

据临床研究报告，ICI 相关性 AKI 的发病时间差别较大，这可能是由于不同 ICI 药物的半衰期不同所致。一项关于 ICI 相关 AKI 临床特征和临床转归的研究表明，免疫治疗开始后的发病时间中位数为 14 周。此外，一项基于 13 例患者的回顾性分析显示，肾毒性发生在 ICI 治疗后 21~245 天，持续时间中位数为 91 天；另一项来自美国 MD 安德森癌症研究中心的数据发现，16 例免疫相关性 AKI 患者发生肾损伤的时间中位数为用药后 14 周。

ICI 相关性 AKI 肾脏活检病理通常表现为急性间质性肾炎，其占比高于 80%。急性间质性肾炎可以单独发生或与其他肾小球或肾小管病变联合发生，例如多核巨细胞的肉芽肿形成、血栓性微血管病、狼疮肾病、局灶节段性肾病肾小球硬化、膜性肾病、IgA 肾病、微小病变、肾小管酸中毒或急性肾小管坏死。此外还包括急性肾小管损伤和肾前性氮质血症。目前，ICI 相关 AKI 的评估需要确定其潜在病因，并且进行肾活检以明确诊断。

为了解 ICI 相关性 AKI 患者的危险因素、临床病理特征、预后、再次挑战

ICI 安全性等关键问题，各国学者进行了积极研究。一项来自国际多中心队列研究纳入 429 名 ICI 相关性 AKI 患者，结果显示，AKI 风险因素为基线肾功能损伤、质子泵抑制剂使用和肾外 irAE，其中大约 2/3 的患者最终肾功能恢复，这种恢复与早期开始使用皮质类固醇有关，并且在 121 名再次接受 ICI 治疗的患者中，不到 1/5 的患者会出现复发性 ICI 相关性 AKI，其中一半的患者随后肾功能恢复。此外，非甾体抗炎药或抗生素联合 ICI 治疗的患者肾脏 irAE 的发生率也会更高。理论上，接触任何可能与急性肾小管间质性肾炎相关的药物均可能导致药物特异性 T 细胞激活，从而引发免疫反应，成为导致肾损伤的危险因素。

针对免疫治疗相关性肾损伤的有效管理取决于肾毒性的早期识别和严重程度。根据 KDIGO 指南，1 期 AKI 定义为 sCr 达到基线值的 1.5~1.9 倍，或 sCr 增加 ≥0.3mg/dl，或尿量 <0.5ml/(kg·h)，持续 6~12 小时；2 期为 sCr 达到 2.0~2.9 倍基线值，或尿量 <0.5ml/(kg·h)，≥12 小时；第 3 阶段为开始进行肾脏替代治疗（RRT），或 sCr≥3.0 倍基线值，或 sCr≥4.0mg/dl，或尿量 <0.3ml/(kg·h) 持续不低于 24 小时，或无尿≥12 小时。1 期 AKI 可考虑继续 ICI 治疗，直至明确其病因。2 期 AKI 可考虑进行肾活检和停用 ICI，直至症状部分改善。对于症状持续超过 1 周的患者，给予口服泼尼松 0.5~1mg/(kg·d)，最大剂量为每天 60~80mg。3 期 AKI 应立即进行肾活检以确定 AKI 的病因并同时停止 ICI 治疗，并且必须实施 3 天的强化静脉注射甲泼尼龙（0.5~1.0g/d）或口服泼尼松 8~12 周。在临床实践中，可根据临床经验调整 ICI 治疗与皮质类固醇的应用。若 1 期改善或缓解较明显，可逐渐减量糖皮质激素，停药后 sCr 不升高，可逐步恢复免疫治疗。然而，甲泼尼龙或泼尼松治疗可能对 ICI 诱发的急性间质性肾炎无效，其他免疫抑制药物如吗替麦考酚酯、硫唑嘌呤、环磷酰胺、环孢素或英夫利昔单抗可以作为后续治疗的选择。如果这些措施不能有效缓解肾脏损害，则需要及时进行肾脏透析。

2. 免疫治疗引起骨髓抑制的循证医学证据

ICI 相关性血液学毒性风险低于细胞毒性化疗药物，是罕见的 irAE。最近一项关于 PD-1 抑制剂的荟萃分析报告，贫血、血小板减少、白细胞减少和中性粒细胞减少的发生率分别为 5%、2%、2% 和 1%。然而，这些罕见的血液学毒性却是致命的，例如免疫性血小板减少性紫癜和溶血性贫血的死亡率超过 10%。一项基于世界卫生组织个案安全性报告数据库分析研究，纳入包括免疫性血小板减少性紫癜、溶血性贫血、噬血细胞性淋巴组织细胞增多症、再生障碍性贫血和纯红细胞再生障碍等免疫相关性血液学毒性事件 164 例，分析发现这些血液学相关事件发生在免疫治疗早期（时间中位数 40 天），并且 12%的病例为致死性不良反应。与抗 PD-1/PD-L1 抑制剂单药治疗相比，基于伊匹木单抗的治疗（单药或与 PD-1/PD-L1 抑制剂联合）出现血液学相关毒性事件的发生时间更早（中位数 23 天 vs. 47.5 天，$P=0.006$）。因此，临床实践中应在ICI 治疗全程严密监测全血细胞计数。皮质类固醇是治疗免疫相关性血液学毒性的主要药物，然而仍需要更多的循证医学证据来明确患者潜在的风险因素和血液学毒性管理的最佳策略。

此外，由 PD-1/PD-L1 抑制剂引起的获得性血栓性血小板减少性紫癜（TTP）是一种自身免疫性血液病，其特征是存在针对血管性血友病因子裂解蛋白酶（a disintegrin and metalloprotease with a thrombospondin type 1 motif member 13，ADAMTS13）的自身抗体。在正常生理条件下，ADAMTS13 将血管性血友病因子（vWF）多聚体切割成更小的多聚体。在获得性 TTP 和针对 ADAMTS13 的抑制性自身抗体情况下，会发生血栓性微血管病，由于血小板消耗和溶血性贫血导致血小板减少，并可能导致肾、心脏和神经系统终末器官损伤。TTP 是一种血液急症，如果不加以管理，会导致超过 90% 的死亡率。全身性糖皮质激素是治疗的核心，输血应作为支持性治疗。然而，与其他 irAE 相比，关于血液学并发症的研究仍然很少，仍需要更多的循证医学证据来明确患者潜在的风险因素和血液学毒性管理的最佳策略。

【编者观点】

随着临床上对 ICI 应用的不断普及，ICI 相关性肾损伤的发生率逐渐增高。停用 ICI 并使用糖皮质激素治疗对免疫相关肾损伤患者有效，但并非适用于所有病例。在经验性糖皮质激素治疗期间，某些病理类型 AKI 的治疗可能会延迟，并且合并感染、出血和其他糖皮质激素不良反应的风险更高。重要的是，一些患者会出现远端肾小管功能障碍并伴有多种电解质紊乱，例如低钾血症、需要定期实验室监测的低钙血症和低钠血症。鉴于肿瘤患者肾损害的复杂因素，以及容易归因于其他原因的非特异性表现，AKI 的发病率可能被低估。因此，肾活检是金标准，早诊早治，经验性治疗也是非常重要的。

免疫治疗过程中出现血液学毒性比较罕见，一旦出现，必须积极对症支持治疗，并进行骨髓穿刺活检明确病因，糖皮质激素早期足量治疗是关键。

65　免疫治疗引起的血小板升高及临床处理

1. 免疫治疗后发现血小板升高时,首先应当对血小板升高的可能原因进行分析,判断这一现象是否与免疫治疗相关。常见的诊断和鉴别诊断如下。

（1）采用骨髓穿刺等来鉴别诊断是否存在血液系统原发疾病或者凝血功能障碍,包括一过性创伤等。

（2）排除感染性疾病。病毒、细菌或支原体感染也会导致血小板升高。

（3）某些自身免疫系统疾病也会引起血小板数目变化,可进行相应自身免疫抗体全套等检测手段进行鉴别诊断。

2. 如果确认为免疫治疗所致血小板升高,需要从发生率、机制和处理三个方面进行认识和考量。

（1）单纯免疫治疗本身所致的血小板升高在临床中极为罕见。

（2）对症治疗及血栓防治:出现血小板升高后需要进行降血小板治疗,常用药物包括抗血小板聚集药、α-干扰素、骨髓抑制剂等。激素通常被用于irAE的干预,但当前尚无临床证据及实践经验表明其对免疫治疗所致的血小板升高有效。有条件时还可邀请相关科室进行会诊。除外对症治疗,还可能需要使用抗凝药物以预防血栓形成,并在基线及随访中定期监测是否有血栓形成,如有,则需进行抗凝治疗。

（3）可能的机制:临床上血小板增多症是由三种主要的病理生理机制引起的:①反应性或继发性血小板增多症;②家族性血小板增多症;③克隆性血小板增多症,包括原发性血小板增多症和相关的骨髓增殖性疾病。最近的工作已经阐明原发性血小板增多症存在异常巨核细胞生成,这与血小板生成素的血浆水平反常升高有关。所有原发性血小板增多症病例的克隆性质都受到了挑战。血栓并发症是该病发病率和死亡率上升的主要原因。正在明确血小板减灭和抗血小板治疗的适应证以及治疗并发症。

血小板是小的无核细胞,传统上被描述为止血和血栓形成的主要效应物。然而,越来越多的证据表明,血小板在恶性肿瘤的进展和癌症相关的血栓形成中发挥着多重作用。血小板和癌细胞之间存在显著的相互作用。一方面,癌症可以"教育"血小板,影响它们的RNA谱、循环血小板的数量及其激活状态。另一方面,受肿瘤影响的血小板含有过多的活性生物分子,包括血小板特异性和循环摄取的生物分子,它们在血小板活化时被释放并参与恶性肿瘤的进展。原发性肿瘤诱导产生的多种血小板的活化和聚集机制[也称为肿瘤细胞诱导的血小板聚集（TCIPA）]与癌症患者的促血栓状态直接相关。此外,血小板的活化对于肿瘤的生长和转移至关重要。因此,应用靶向血小板活化和介导癌细胞-血小板相互作用的黏附蛋白的药物及血小板激动剂可能具有减少癌症相关的血栓形成和肿瘤进展的作用。

3. 最后,需要认识到基线血小板升高对免疫治疗疗效的影响。血小板升高可影响肿瘤微环境,导致细胞毒性 T 淋巴细胞（CTL）活性降低,形成负性的免疫微环境。因此,基线血小板升高是免疫治疗不良预后的预测因素。研究显示,与血小板水平正常的尿路上皮癌患者相比,初始血小板升高者接受免疫治疗的疗效不佳。另一项研究也表明,血小板 / 外周血淋巴细胞比值越高,接受纳武利尤单抗治疗的疗效更差。

【编者观点】

单纯免疫治疗本身引起血小板升高的情况极为少见。临床中使用免疫治疗的患者如出现血小板升高应首先进行鉴别诊断,除外其他原发及继发性血小板升高的可能性。严重的血小板升高需对症处理。血小板介导的 T 细胞抑制的发现无疑为免疫治疗和抗血小板药物联合作为抗癌治疗策略创造了前景。

66 免疫治疗引起嗜酸性粒细胞增多及临床处理

出现嗜酸性粒细胞增多时,首先应进行病因分析,排除是否存在寄生虫感染或其他导致嗜酸性粒细胞增多的因素,如放疗等。当排除其他因素之后,需要认识到免疫治疗的确可能会引起嗜酸性粒细胞增多。

当前临床实践中对于免疫治疗过程中出现的嗜酸性粒细胞增多关注较少,但这样的病例仍在存在。从临床研究来看,已有多项回顾性研究对免疫治疗后出现的嗜酸性粒细胞增多的发生率及相关特征进行了报道。从中可知,PD-1 抑制剂及 PD-L1 抑制剂治疗后均有可能发生嗜酸性粒细胞增多。另外从样本量相对较大的观察性研究中发现,免疫联合化疗后的嗜酸性粒细胞增多的发生率较低,约为 2.8%,发生的时间中位数为治疗后 3 个月左右,并在 6 个月左右达到峰值。

另外,嗜酸性粒细胞水平可以预测免疫治疗的疗效及毒性。既往研究已证实,嗜酸性粒细胞增多与免疫治疗疗效正相关;且嗜酸性粒细胞对肺炎、肠炎风险也有预测作用,嗜酸性粒细胞增多,重症社区获得性肺炎发生率更高。

【编者观点】

关于免疫治疗患者出现嗜酸性粒细胞增加的管理,目前尚无共识。某些个案报道选择采用类固醇激素治疗,但这些经验并不成熟。根据现有经验可考虑如下处理原则:轻度升高无须干预,重度升高暂无建议,尚待进一步探索。

67 免疫治疗是否会引起高热?

1. 发热在肿瘤患者中属于较为常见的现象,且诱因较复杂。当发现患者出现发热时,首先需要进行排除诊断。

(1)感染因素:肿瘤患者合并感染在临床中较为常见。

(2)其他可引起发热的原因,如使用了容易引起发热的药物。

排除其他可能因素之后,临床医生也必须考虑到免疫治疗可能会引起发热。多数免疫治疗所致发热为一过性低热,高热相对少见。

2. 根据循证医学证据及临床实践经验,免疫治疗后高热患者的特点及处理原则如下。

(1)免疫治疗所致高热可能是免疫激活的临床特征之一。免疫功能积极调动白介素、干扰素等免疫因子,诱发高热。这可能意味着患者接受免疫治疗的效果较好。

(2)对于发热38.5℃以上的患者,应当积极降温、对症处理。既往有患者接受免疫治疗后4天出现高热(40℃以上),伴有恶心等症状,给予泼尼松0.5mg/kg治疗,7天后逐步减量,症状缓解后再重启免疫治疗无复发。

(3)高热也可能是免疫治疗所引起的噬血细胞性淋巴组织细胞增多症(又称噬血细胞综合征)的表现之一,但这类病例罕见,在irAE中占比不足0.1%。其诊断标准共8条,满足其中任意5条即可确诊:①发热;②肝脾肿大;③三系减少;④高脂血症;⑤骨髓等组织器官发现噬血的巨噬细胞增多;⑥NK细胞活性减低;⑦血清铁蛋白增高;⑧可溶性CD25增高。特殊情况下不足5条诊断标准,但经多位临床专家会诊后考虑可能时,也可诊断。临床中也观察到这类患者往往伴随嗜酸性粒细胞增多和多脏器衰竭。对于这类患者,早发现、早诊断、早治疗的效果相对较好。

【编者观点】

免疫治疗导致的高热是一个排他性诊断,临床上需要先排除其他原因导致的高热。免疫治疗导致的高热是免疫激活的临床特征之一，对于高热需要积极对症处理，可以给予类固醇激素治疗，且疗效较好。另外，需要关注比较罕见的噬血细胞综合征。

68　免疫治疗出现眼毒性的患者激素推荐用量

免疫相关眼毒性属于罕见的免疫相关不良事件，国外文献报道最常见的免疫相关眼毒性为葡萄膜炎，发生率低于 1%；而国内北京协和医院单中心的使用经验表明免疫相关眼毒性以黏膜相关病变为主，多数表现为干眼症，葡萄膜炎相对罕见（仅 2~3 例），少数需要与肺癌眼部转移进行鉴别。免疫相关眼毒性引起失明的病例极为罕见，临床医生对眼毒性的警惕和专科医生及时处理能有效避免失明的发生。

《中国临床肿瘤学会（CSCO）免疫检查点抑制剂相关的毒性管理指南2021》和 2021 年《ASCO 指南更新：ICI 治疗患者的 irAE 管理》中一致建议，应对葡萄膜炎、巩膜炎等眼毒性事件进行分级管理并需要请眼科会诊，其中 G1可继续 ICI，G2 需要暂停 ICI，并配合眼科医师使用局部或全身糖皮质激素；G3~4 则需要永久停用 ICI，同时在建议或指导下使用局部或全身糖皮质激素，详见对应指南。

《中国临床肿瘤学会（CSCO）免疫检查点抑制剂相关的毒性管理指南2021》对发生免疫治疗相关眼毒性的激素治疗无明确剂量建议，但建议医生在开始激素治疗前请眼科会诊，根据建议或在指导下使用局部或全身糖皮质激素治疗。同年 ASCO 更新了接受 ICI 治疗患者的 irAE 管理指南，仅对部分眼毒性患者的激素剂量进行了推荐，比如对于 G4 葡萄膜炎、虹膜炎，建议采用全身泼尼松 1~2mg/（kg·d）或甲泼尼龙 0.8~1.6mg/（kg·d）治疗，并辅以局部激素（表 3-6-1）。

表 3-6-1　2021 ASCO irAE 管理指南对葡萄膜炎、虹膜炎管理的推荐

葡萄膜炎、虹膜炎的分级	描述	管理
G1	前葡萄膜炎伴微量细胞	继续 ICI 及时转诊至眼科（通常在 1 周内） 人工泪液

续表

葡萄膜炎、虹膜炎的分级	描述	管理
G2	前葡萄膜炎，细胞1（+）或2（+）	暂时停用 ICI，直至眼科会诊后 紧急转诊至眼科 使用局部皮质类固醇（如 1% 醋酸泼尼松龙混悬液）、睫状肌麻痹剂（如阿托品）和系统性皮质类固醇 如果患者仅发生眼部 irAE，一旦皮质类固醇减量至泼尼松当量≤10mg，则可在停用系统性皮质类固醇后恢复 ICI 治疗。恢复治疗时，允许继续使用局部或眼部类固醇以管理并尽量减少局部毒性 毒性降至 G1 后恢复 ICI 治疗
G3	前葡萄膜炎，细胞数 3（+）或更多；中度后葡萄膜炎或泛葡萄膜炎	永久停用 ICI 紧急转诊至眼科 使用系统性皮质类固醇和玻璃体内或眼周 / 或局部皮质类固醇 甲氨蝶呤可用于对系统性皮质类固醇反应不佳或有严重威胁视力的炎症的患者
G4	患侧眼睛最佳矫正视力为 20/200 或更差	永久停用 ICI 紧急转诊至眼科 系统性皮质类固醇[泼尼松 1~2mg/（kg·d）或甲泼尼龙 0.8~1.6mg/（kg·d）]，根据眼科医生的建议使用玻璃体内或眼周或局部皮质类固醇治疗

其他考量：在重度且标准治疗难治性病例中，考虑使用英夫利西单抗、其他 TNFα 阻滞剂或静脉注射免疫球蛋白

【编者观点】

　　肿瘤医生应当警惕接受免疫治疗患者的眼毒性，了解眼毒性的常见表现，如疼痛、畏光、流泪、发红、视力下降等。一旦发生免疫相关眼毒性，应及时转诊至眼科。我国眼科专家认为眼毒性的全身糖皮质激素使用剂量等原则与其他系统的 irAE 处理原则相似，毒性较轻者的全身糖皮质激素起始剂量可考虑 0.5mg/（kg·d），毒性较重者的起始剂量最高可达 2mg/（kg·d）。

69　免疫治疗引起眼底出血还能继续用吗?

有关免疫治疗所致的眼底出血的报道较为罕见,当前仅有少数病例报告提及。

病例一:68 岁晚期肺腺癌患者使用阿替利珠单抗治疗 2 次,1 个月后出现视力模糊、左眼发红,视力为 20/25 OD 和 20/150 OS,左眼眼底检查提示渗出性视网膜脱落累及黄斑及黄斑下方视网膜出血。诊断视网膜出血伴脱落。患者停用免疫治疗 3 个月后左眼视力改善至 20/40,睫状体脉络膜积液和视网膜下积液完全消退。

病例二:35 岁转移性结肠癌患者,接受阿替利珠单抗 + 口服吲哚胺 -2,3-双加氧酶抑制剂(GDC-0919)治疗。1 个疗程后出现发热,进行经验性抗生素治疗,再次因败血症进行广谱抗生素治疗和大剂量静脉类固醇输注,患者双眼出现淡红色新月体,最佳矫正视力为 20/20 OU。眼底镜检查提示眼底弥漫性霜样分支血管炎伴双眼多发性血管闭塞和视网膜前出血。诊断为视网膜前出血,急性黄斑神经视网膜病变伴弥漫性视网膜小静脉炎。脑 MRI 提示可能与代谢或免疫介导有关,遂停用阿替利珠单抗和 GDC-0919,口服泼尼松 40mg/d 出院,逐渐减量,眼小静脉炎和脉络膜灌注在 10 周内改善。患者 5 个月后因肿瘤进展死亡。

病例三:60 岁黑色素瘤患者,接受伊匹木单抗联合纳武利尤单抗双免治疗 5 个月后出现双眼视力下降、视神经水肿,短暂的双侧视网膜出血,诊断为视网膜出血,视神经水肿。患者因出现自身免疫性肝炎而停用伊匹木单抗和纳武利尤单抗,7 个月内眼毒性自行消失。

以上案例告诉我们,免疫治疗期间出现眼底出血须进行详细的眼科检查与会诊,鉴别眼底出血是否与免疫治疗药物相关,若确定与免疫治疗相关,应尽早停用免疫检查点抑制剂并且积极进一步治疗与处理眼底出血。

70　免疫治疗引起的脑损伤及临床处理

免疫治疗引起的脑损伤是指免疫检查点抑制剂所致的中枢神经系统(CNS)毒性,有专家也称之为免疫治疗相关性脑病。当前尚无研究专门探讨免疫治疗相关 CNS 毒性的机制。但已有研究指出 CNS 毒性可能与淋巴细胞介导的自身免疫耐受丧失有关。免疫相关 CNS 毒性在 T 细胞的先导作用下,二次激活 B 细胞,引起体液免疫的二次攻击,从而导致一系列症状。神经 irAE

与免疫介导综合征的相似性,以及静脉输注免疫球蛋白或血浆置换的有效性均提示神经 irAE 的发生与淋巴细胞介导机制有关。由于 CNS 的细胞免疫和体液免疫反应的强度较弱,故免疫所致的 CNS 毒性并不常见。存在实质性或潜在颅内病变,或具有脑膜转移癌等病灶的患者相对容易出现免疫相关 CNS 毒性。另外,脑放疗史或经颅脑局部治疗可能会导致或加重神经系统的损伤。

免疫相关脑损伤的组织病理学表现中最常观察到的包括淋巴细胞富集浸润、抗体介导(如抗 Hu 抗体相关脑炎)及无菌性炎症。免疫所致的 CNS 毒性常见有无菌性脑膜炎、脑炎及横断性脊髓炎,也包括小脑炎、非典型综合征(如亚急性肢端感觉异常和本体感受性共济失调)。临床表现为认知障碍、运动行为改变(如面神经、听神经等运动神经的改变)及自主神经改变(如心率变化),部分患者还会出现睡眠改变。免疫相关脑损伤影像学表现为局灶性 T_2 小片状信号增强。

当前,免疫治疗相关性脑病尚无统一诊断标准,且需要与脑膜转移癌、放射性脑病进行鉴别。但一些现有指标有助于为诊断提供有力证据,包括脑压改变、脑脊液白细胞计数升高等。近年来还发现一些新型检测手段,如抗神经元表面蛋白抗体、抗神经元细胞内蛋白抗体等(如抗天冬氨酸抗体、抗富含亮氨酸胶质瘤失活蛋白抗体及抗 γ 氨基酸 B 型抗体),或许在诊断免疫治疗相关性脑病中也有一定潜力。在鉴别诊断方面,免疫治疗相关性脑病患者的脑脊液或生化检测葡萄糖含量基本正常,蛋白含量变化不明显,可能作为与脑转移癌等疾病的鉴别要点之一。

免疫相关脑损伤的患者均需要暂停或永久停用 ICI,并在神经内科医生指导下根据病情分级进行类固醇治疗,G3~4 脑炎患者还需要给予免疫球蛋白或血浆置换。如果患者影像学示片状水肿,还可考虑小剂量贝伐珠单抗治疗,二线选择环磷酰胺,三线则可选吗替麦考酚酯或硫唑嘌呤。此外,还应考虑使用抗癫痫药物以预防癫痫发作。

【编者观点】

免疫治疗引起的脑损伤是指免疫检查点抑制剂所致的中枢神经系统毒性,不常见,目前尚无统一诊断标准,常见有无菌性脑膜炎、脑炎及横断性脊髓炎等,均需要暂停或永久停用 ICI,类固醇为基础的分级治疗具有较好的疗效。

71　3~5 级免疫治疗相关不良反应治疗后什么情况下可重启免疫治疗？

在使用免疫检查点抑制剂（ICI）治疗期间发生 3 级或 4 级 irAE 的癌症患者，在再次 ICI 时有再次发生重度毒性的风险。在发生重度 irAE 后，免疫治疗的重启可能存在以下四种方式。

1. 在两类 ICI 之间直接替换，如从抗 PD-1/PD-L1 更换为抗 CTLA-4，反之亦然。

2. 在 irAE（接近）解决后，重启同类药物或恢复使用同一种 ICI 药物。

3. 二级预防方案，即 ICI 与免疫抑制剂同时使用。

4. 对于双免治疗，能够明确 irAE 与其中一种药物有明确相关性时，可改为免疫单药治疗。

对相关性最高的、评估已发生 irAE 的患者重启免疫治疗的 irAE 的回顾性研究进行梳理发现，重启治疗后患者的所有 irAE 发生率在 34%~55% 之间，4 级及以上的 irAE 发生率为 18%~52.5%，因 irAE 停药率 12%~45%，*ORR* 为 18%~70%（表 3-6-2）。

现有综述建议，对于重度 irAE 患者来说，在选择性免疫抑制疗法（SI）安全性良好且不影响 ICI 的有效性的前提下，对其进行二级预防，即重启 ICI 并伴随使用最合适的 SI 具有良好的价值，特别是当 ICI 是唯一有效的抗癌治疗选择时。在多专业、经验丰富的团队对众多因素进行考量下，并在个体化场景中仔细平衡患者的风险与获益后，可在特定的场景中重启 ICI，并进行密切随访。具体 irAE 的二级预防策略如下。

（1）对于严重的 ICI 相关性结肠炎，主张在使用维得利珠单抗（VDZ）的同时重启 ICI。

（2）对于严重的免疫相关干燥综合征（SS），在使用抗 BAFF 抑制剂 ± 抗 CD20 抗体的同时重启 ICI。

（3）对严重的免疫相关关节炎在使用托珠单抗（TCZ）的同时重启 ICI。

（4）对免疫相关的溶血性贫血和血小板减少性 irAE 在使用抗 CD20 ± 静脉注射免疫球蛋白的同时重启 ICI。

（5）对于免疫相关的嗜酸细胞增多综合征（HES）在使用抗 IL5（R）的同时重启 ICI。

（6）免疫相关性肺炎及急性间质性肾炎在使用 TCZ 的同时重启 ICI。

（7）如果伴随使用 SI 但患者仍出现新的或复发的高级别 irAE，停药并考

表3-6-2　相关性最高的评估ICI重启治疗后irAE的回顾性研究

研究	发生初始irAE的患者数	重启治疗的患者数	ICI方案	肿瘤类型	重启ICI后的任意irAE比例	重启ICI后irAE的复发率	因irAE停药的患者比例	ORR
类别转换								
Menzies, et al	67（>G3:86%）	67	抗CTLA-4→抗PD-1	黑色素瘤	34% ≥G3:21%	3%	12%	40%
Bowyer, et al	未报告（>G3:8%）	40	抗PD-1→抗CTLA-4	黑色素瘤	未报告 ≥G3:34%	未报告 ≥G3:14%	45%	18%
ICI再挑战								
Pollack, et al	80（>G3:69%）	80	联合→抗PD-1	黑色素瘤	50% ≥G3:18%	18% ≥G3:19%	30%	70%
Santini, et al	68（>G3:34%）	38	抗PD-(L)1→抗PD-(L)1（63%） 联合→抗PD-(L)1（37%）	NSCLC	49% ≥G3:42%	26% ≥G3:未报告	未报告	47%
Delaunay, et al	64（>G3:84%）	10（仅G1~2）	抗PD-(L)1→抗PD-(L)1（93%） 抗CTLA-4→抗PD-(L)1（7%）	NSCLC（90%） 黑色素瘤（10%）	未报告	30% 仅G1~2, 无G3	未报告	未报告

续表

研究	发生初始irAE的患者数	重启治疗的患者数	ICI方案	肿瘤类型	重启ICI后的任意irAE比例	重启ICI后的irAE复发率	因irAE停药的患者比例	ORR
恢复ICI治疗								
Abu-Sbeih, et al	167 (>G3:33%)	167	抗PD-(L)1(47%) 抗CTLA-4(28%) 联合(25%)→抗PD-(L)1(81%)或抗CTLA-4(19%)	黑色素瘤(54%) NSCLC(16%) 泌尿生殖系肿瘤(10%) 其他实体瘤(16%) 淋巴瘤(4%)	未报告	34% G2~3:15%及19%	未报告	未报告
Simonaggio, et al	93 (>G3:54%)	40	抗PD-(L)1→同种PD-(L)1	黑色素瘤(33%) 肺癌(16%) 淋巴瘤(9%) 结直肠癌(9%) 尿路上皮肿瘤(6.5%) 头颈部肿瘤(6.5%) 其他实体瘤(21.5%)	55% ≥G3:52.5%	42.5% ≥G3:62%	未报告	33%

虑当地的专业经验，以进行适当的免疫抑制治疗。

【编者观点】

众多循证医学证据显示，已发生 irAE，尤其是重度 irAE 的肿瘤患者重启免疫治疗虽仍能表现出一定抗肿瘤活性，但同时也存在再发重度 irAE 的风险。对于重度 irAE 且对于没有有效癌症治疗选择的患者，在综合各因素评估及权衡风险与获益后，可以重启 ICI，同时进行预防性选择性免疫抑制治疗（SI），并密切随访。

Q 72 短期类固醇治疗免疫治疗相关不良反应对免疫治疗预后的影响

1. 用于 irAE 管理的短期类固醇使用对免疫治疗结局的影响

总体而言，从机制来讲，长期或较大剂量的皮质类固醇使用对免疫治疗具有抑制作用。诸多回顾性研究也证实，类固醇使用对免疫治疗的疗效存在一定负面影响。

但也有回顾性研究发现，短期应用 irAE 临床管理所需类固醇不会对患者的生存结果产生负面影响。这项研究共纳入 196 例接受 ICI 治疗的无致癌驱动基因突变的晚期 NSCLC 患者，其中使用类固醇治疗 > 泼尼松 10mg 等效剂量，周期≥10 天的患者被定义为接受类固醇治疗者，治疗周期中位数 36 天（11~229 天）。结果显示，与未使用类固醇的患者相比，因 irAE 使用类固醇并不影响患者的预后，甚至在数值上略优，mPFS（4.3 个月 vs. 9.4 个月；P=0.308），mOS（14.3 vs. NR；P=0.380）。

2. 短期类固醇使用未影响免疫治疗疗效的可能原因

众所周知，免疫检查点抑制剂主要通过阻断 PD-1 与 PD-L1 的结合，恢复 T 细胞活性，从而重新激活抗肿瘤免疫反应。而皮质类固醇则可明显抑制 $CD8^+$ T 细胞增殖，故与免疫治疗同时应用时会间接削弱抗肿瘤应答。研究发现，皮质类固醇主要抑制了低亲和力记忆 T 细胞的活性，而对高亲和力记忆 T 细胞无明显影响。这或许可以部分解释在某些剂量或疗程使用时，皮质类固醇并未影响免疫治疗的疗效。

3. 用于 irAE 管理的类固醇使用剂量及"短期"疗程的建议

（1）使用剂量：一般来讲，推荐用于 irAE 管理的类固醇初始剂量分别为：泼尼松 0.5~1mg/（kg·d），甲泼尼龙 1~2mg/（kg·d）。

（2）使用疗程：当前，有关类固醇"短期使用"的定义尚无明确共识。在用于 irAE 管理时，类固醇的使用周期一般在 4 周以上，有时 6~8 周或更长，尤其对于易复发的肺炎和肝炎；大剂量的激素时间最好控制在 2~3 周之内。这一治疗周期是否符合"短期使用"的标准仍待考量。

由此可见，理想的类固醇使用剂量和疗程存在个体化，可因患者、抗肿瘤药物和 irAE 类型而异。应在达到治疗目标和控制 irAE 不良影响所需的最短时间内，使用最低剂量的类固醇，因为类固醇的毒性风险通常具有剂量和持续时间依赖性。

4. 类固醇的给药方式对免疫治疗结局的影响

2021 年，一项单中心回顾性研究还探讨了皮质类固醇使用的适应证及给药方式对 ICI 治疗后 OS 及肿瘤缓解的影响。最终发现，局部皮质类固醇使用与较长的 OS 相关，且大多数患者均是由于皮肤相关 irAE 而使用类固醇（73.9%）。可见发生皮肤相关 irAE 时，采用局部皮质类固醇治疗就能够获得较好的免疫治疗获益。而用于 irAE 管理的系统性类固醇使用对 OS［*HR*=1.04（0.56~1.95）］及最佳肿瘤总缓解［*HR*=1.69（0.52~6.56）］无明显影响，吸入性类固醇使用也不影响患者的 OS 获益。

【编者观点】

类固醇的使用对免疫治疗疗效存在一定负面影响，长期或较大剂量的皮质类固醇使用对免疫治疗具有抑制作用，但短期应用 irAE 临床管理所需的类固醇不会对患者的生存结果产生负面影响。类固醇"短期使用"的剂量和疗程存在个体化，标准有待明确，局部皮质类固醇使用对免疫治疗结局的影响小。

Q 73　免疫药物减量使用能否降低不良反应发生？哪些患者考虑减量方案？

从现有临床研究来看，免疫治疗剂量与 irAE 之间的关系因药物而异，且暂无共识，可能需要具体药物具体分析。

PD-1 抑制剂帕博利珠单抗不同剂量的 irAE 并无明显差异：KEYNOTE-010 研究在经治 PD-L1≥1% 的晚期 NSCLC 中对比了帕博利珠单抗 2mg/kg、10mg/kg 或多西他赛 75mg/m² 每 3 周 1 次的疗效。其结果显示，帕博利珠单抗的 irAE 和剂量并无线性相关性，2mg/kg 与 10mg/kg 组的任何级别与 G3~5 irAE 发生率分别为 63% vs. 66% 及 13% vs. 16%。

CTLA-4 抑制剂伊匹木单抗的 irAE 呈剂量依赖性：伊匹木单抗单药用于经治不可切除Ⅲ/Ⅳ期黑色素瘤患者的一项随机、双盲Ⅱ期试验对比了不同剂量伊匹木单抗的疗效及安全性。剂量分组为：10mg/kg、3mg/kg 或 0.3mg/kg，每 3 周 1 次 ×4 次，随后接受维持治疗 3 个月。其结果显示，伊匹木单抗在 3 个治疗组的任意级别 irAE 及 G3~4 irAE 分别为 19%、46%、50% 与 0、5%、18%，提示伊匹木单抗用于经治黑色素瘤患者中的安全性具有剂量依赖性。从不同剂量伊匹木单抗在胃肠道及皮肤的 irAE 还可知，伊匹木单抗较低剂量（0.3mg/kg）的 irAE 发生率较低，一旦达到一定剂量水平（3mg/kg），irAE 就达到较高水平。

免疫治疗用于老年人群的循证医学证据：包括 KEYNOTE-024/KEYNOTE-189、CHECKMATE-227/CHECKMATE-153/CHECKMATE-171 在内的关键Ⅱ/Ⅲ期研究的亚组分析显示，免疫治疗可为各年龄组及 PS 0~2 分 NSCLC 患者带来生存获益或获益趋势，且毒性并未显著增加（表 3-6-3）。虽然各研究中老年患者的年龄定义有所不同，但对于整体老年人群，甚至是 PS≥2 分的老年患者均可从免疫治疗中获益，获益多与较年轻患者近似，甚至更佳，安全性良好。

另一项汇总分析共纳入了 KEYNOTE-010、KEYNOTE-024、KEYNOTE-042 研究中 264 名 PD-L1 阳性的老年晚期 NSCLC 患者。旨在通过 Kaplan-Meier 方法评估 OS，并总结≥75 岁患者的安全性数据。对 KEYNOTE-024 及 KEYNOTE-042 研究中 PD-L1≥50% 的人群根据年龄进行分层后发现，与化疗相比，≥75 岁人群经帕博利珠单抗治疗后的死亡风险下降 59%［HR=0.41（0.23~0.73）］，优于 <75 岁患者的 29%［HR=0.71（0.59~0.87）］，且接受帕博利珠单抗治疗的两个年龄组的任意 irAE 及输液反应发生率均相似（24.8% vs. 25.0%）。

由此可见，老年患者使用常规 / 标准剂量免疫治疗方案，生存获益与年龄较轻患者人群相似甚至更优，且毒性并未显著增加。

免疫治疗用于老年人群的临床实践考量：当前多种免疫治疗药物均为固定剂量，而老年人群中营养不良、体重较轻者并非少数。这就意味着体重差异较大的两位老年患者（如两名患者体重分别为 80kg 和 40kg）可能会使用同一剂量的免疫治疗方案。出于用药安全的考虑，临床实践中建议对老年患者的身体状况进行全面评估，包括体重及体力状态等，再根据具体情况选择个体化的剂量方案。目前，已有低体重且虚弱的老年患者采用减量的免疫治疗方案后，实现临床获益超过 2 年。

表 3-6-3 关键 Ⅱ/Ⅲ 期研究中，不同年龄分层的免疫治疗与对照组的结局

研究	年龄分组/岁	治疗线数	PS评分	治疗方案	患者数/例	mOS（95%CI）/月	OS HR（95%CI）	PFS HR（95%CI）	G3~4治疗相关AE事件数
KEYNOTE-024	<65	1	0~1	帕博利珠单抗 vs. 标准治疗	141	NR	NR	0.61（0.40~0.92）	NR
	≥65				164	NR	NR	0.45（0.29~0.70）	NR
KEYNOTE-189	<65	1	0~1	帕博利珠单抗+标准治疗 vs. 安慰剂+标准治疗	312	NR	0.43（0.31~0.56）	0.43（0.32~0.56）	NR
	≥65				304	NR	0.64（0.43~0.95）	0.75（0.55~1.02）	NR
CHECKMATE-227	<65	1	0~1	纳武利尤单抗+伊匹木单抗 vs. 化疗	156	NR	NR	0.51（0.34~0.77）	NR
	≥65				143	NR	NR	0.62（0.40~0.97）	NR
	≥75				27	NR	NR	0.42（0.14~1.3）	NR
CHECKMATE-153	<70	≥2	0~2	纳武利尤单抗（直至PD）vs. 纳武利尤单抗（治疗1年）	830	9.4（8.3~10.9）	NR	NR	90（11%）
	≥70				544	10.3（8.3~11.6）	NR	NR	73（13%）
CHECKMATE-171	66	≥2	0~2	纳武利尤单抗	809（所有患者）	9.9（8.7~13.1）	NR	NR	95（12%）
	≥70				279	11.2（7.6~NR）	NR	NR	38（14%）

注：NR. 未达到。

【编者观点】

　　免疫治疗药物剂量与 irAE 之间的关系因药物而异，研究显示，PD-1 抑制剂帕博利珠单抗不同剂量的 irAE 并无明显差异，但 CTLA-4 抑制剂伊匹木单抗的 irAE 呈剂量依赖性，所以需要根据具体药物分析。临床实践中出于用药安全的考虑，建议对老年患者和身体状况较差但又准备进行 ICI 治疗的患者进行全面评估，包括体重及体力状态等，根据具体情况选择个体化的剂量方案。

74　不同免疫药物的不良反应之间的差异

　　免疫治疗相关不良反应（irAE）在肿瘤免疫治疗中十分常见。但是关于不同药物之间不良反应的对比，目前缺乏头对头的对比临床研究。但是，通过网状荟萃分析等统计学方法，一些研究为我们提供了有价值的信息。

　　在一项纳入了 14 项随机临床试验、共涉及 9 572 例晚期 NSCLC 患者的网络荟萃分析中，比较了不同免疫检查点抑制剂药物 ± 铂类药物化疗以及铂类药物化疗方案的重度（3~5 级）irAE 的发生风险。结果显示，对于重度皮肤 irAE，发生率从高到低依次为：纳武利尤单抗 + 伊匹木单抗 + 铂类（79.1%），帕博利珠单抗（75.2%），纳武利尤单抗 + 伊匹木单抗（72.9%），卡瑞利珠单抗 + 铂类（64.9%），阿替利珠单抗 + 铂类（47.4%），纳武利尤单抗（44.2%），度伐利尤单抗（40.5%），帕博利珠单抗 + 铂类（15.5%），铂类为基础的化疗（10.3%）。对于重度内分泌 irAE，从高到低依次为：度伐利尤单抗（74.3%），阿替利珠单抗 + 铂类（54.5%），纳武利尤单抗 + 伊匹木单抗（54.0%），卡瑞利珠单抗 + 铂类（51.7%），纳武利尤单抗 + 伊匹木单抗 + 铂类（51.6%），帕博利珠单抗 + 铂类（49.8%），帕博利珠单抗（49.2%），纳武利尤单抗（46.3%），铂类为基础的化疗（18.6%）。对于严重肺炎，从高到低依次为：纳武利尤单抗（84.3%），帕博利珠单抗（84.1%），度伐利尤单抗（66.1%），卡瑞利珠单抗 + 铂类（61.4%），阿替利珠单抗 + 铂类（50%），帕博利珠单抗 + 铂类（43.4%），铂类为基础的化疗（16.2%），阿替利珠单抗（6.2%）。研究结论认为，除了化疗以外，帕博利珠单抗 + 铂类发生重度皮肤 irAE、阿替利珠单抗发生重度肺炎、卡瑞利珠单抗 + 铂类发生重度肝炎的风险较其他免疫药物方案可能相对更低。

　　类似的研究还有一些。例如，研究报道度伐利尤单抗出现皮肤和肝脏 irAE、帕博利珠单抗出现胃肠 irAE、帕博利珠单抗 + 铂类出现内分泌 irAE 的风险较其他免疫药物相对更低。

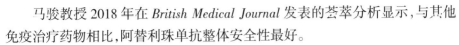

马骏教授 2018 年在 *British Medical Journal* 发表的荟萃分析显示，与其他免疫治疗药物相比，阿替利珠单抗整体安全性最好。

上述研究为临床提供了一定的参考价值。但是，irAE 的发生受到多种因素的影响，患者自身的身体因素在其中具有重要影响。因此，临床制定用药方案时需要结合具体病情进行综合考虑。

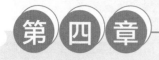

免疫治疗的给药方式及耐药处理、疗效预测和评估

第一节 | 免疫治疗的给药方式及耐药处理

Q 75 免疫治疗给药期间的动态监测指标

由于驱动基因阴性晚期 NSCLC 的一线治疗方案众多,包括免疫单药、免疫 + 化疗、免疫 + 化疗 + 抗血管生成等。故患者需要检测和 / 或监测的指标较为繁复,主要可分为五个方面,包括禁忌证 / 相对禁忌证指标、疗效预测指标、疗效评估方法 / 指标、irAE 相关基线筛查指标,以及其他指标。

1. 禁忌证 / 相对禁忌证筛查

在启动基于免疫检查点抑制剂的治疗方案之前,首先应明确患者是否存在免疫检查点抑制剂治疗的禁忌证或相对禁忌证。如结缔组织病、干燥综合征等严重自身免疫性疾病。排查感染性疾病,尤其是控制不佳者。对于患者的妊娠状况、既往免疫治疗史的情况、器官功能及体能状态也应进行全面评估,以权衡免疫治疗的利弊。

2. 疗效预测指标

驱动基因阴性的晚期 NSCLC 患者应在接受免疫治疗前须进行 PD-L1 表达检测(Ⅰ 级推荐)和 TMB 检测(Ⅲ 级推荐),以便进行免疫治疗方案选择。除了 PD-L1 及 TMB 这 2 种较为公认的疗效预测指标外,还应当关注某些负性指标,如 *MDM2/MDM4* 及 *STK11* 等,以便对超进展等免疫治疗的特殊应答模式进行预判。

3. 疗效评估指标

在启动免疫治疗前确定疗效评估的手段或指标也至关重要。当前,评价免疫治疗疗效的检查方法包括 CT、MRI、超声及 PET 等。对于达到 CR 或 SD

的患者,PET 的评价效果相对更优。另外,从临床研究的角度来讲,如果患者有条件且有需求,MRD、ctDNA 等指标也可以进行监测。

4. irAE 相关基线筛查指标

在开始 ICI 治疗前,医师必须评估发生毒性的易感性,进行包括一般情况、影像学检查及多个器官系统的基线检查。其中,尤其需要重视对结核病史和病毒感染史的筛查,包括 HBV、HCV、HIV、VZV 等。由于既往经肺部放疗的患者接受免疫治疗可能诱发追忆性肺炎,故放疗史也是不容忽视的筛查项目。另外,对有肺部疾病如慢性支气管炎、哮喘等的患者,要求疾病控制相对较好,以降低免疫相关间质性肺炎的风险。

5. 其他指标

肿瘤相关的细胞因子可诱发细胞因子风暴,其在发生 irAE 或超进展时变化显著,或许具有一定预测作用。另外,白细胞 / 淋巴细胞比例也是临床中较为关注的指标之一。

【编者观点】

肿瘤患者免疫治疗给药期间需要检测和 / 或监测的指标包括:禁忌证 /相对禁忌证指标、疗效预测指标、疗效评估指标、irAE 相关基线筛查指标等。临床医师在开展免疫治疗时,需要将上述指标的检测纳入肿瘤患者全程管理之中。

76 免疫检查点抑制剂治疗能否使用留置针或者经外周静脉穿刺的中心静脉导管输注?

外周静脉留置针宜用于短期静脉输液治疗,尤其是短期内需要每天持续给药的患者,且需要 72~96h(3~4 天)更换一次导管。也因此,留置针对护理要求较高,患者需要频繁到院对留置针进行护理。免疫治疗通常通过静脉给药 30 分钟以上,而且大部分免疫治疗的推荐给药频率为每 2 周或每 3 周给药 1 次。可见免疫治疗属于单次输注时间短、输注间隔时间较长的多次给药。如采用留置针输注,首剂给药后,尚未达到第 2 剂给药时间已需要更换导管,失去使用留置针的意义。故免疫治疗使用外周静脉留置针并未发挥该输注方式的临床价值,反而增加患者治疗负担,不建议使用。

临床中某些药物(如化疗药物)通过外周静脉输注时,对血管具有高度刺激性,可能引起血管炎、静脉炎,或液体渗漏所致局部坏死等不良反应。当输注这类药物时,更适合采用经外周静脉穿刺的中心静脉导管(PICC)输注。而免疫治疗药物属于大分子单克隆抗体,对血管刺激性不强。通过对文献报道及临床实践经验的总结,并无免疫治疗引起血管炎、静脉炎或液体渗漏等事件的发生。故免疫治疗药物也不适合通过 PICC 输注。

【编者观点】

　　不常规推荐免疫治疗采用留置针或 PICC 进行输注,临床中以一次性静脉给药即可。但如若患者本身因化疗等因素已植入留置针或 PICC,借助这一通道进行免疫治疗的输注也未尝不可。

77　免疫治疗联合化疗时的给药顺序

　　恶性肿瘤的免疫治疗,包括免疫检查点抑制剂和细胞疗法,通过调动机体免疫细胞对肿瘤细胞的识别和杀伤提高治疗疗效,目前已经成为部分实体肿瘤和血液肿瘤的标准治疗手段。化疗作为传统抗肿瘤方式,则是通过细胞毒作用直接杀伤肿瘤细胞。为充分利用两种疗法不同的作用机制,免疫联合化疗的治疗方式在各个癌种均开展了大量探索性研究。那么,免疫与化疗的给药顺序不同对治疗效果是否有影响引起了大家的兴趣。

　　过去的一些研究显示,在免疫治疗前使用化疗可以实现疗效的增强,因为化疗不仅可以直接诱导癌细胞的凋亡,还可以通过以下五种方式调节肿瘤:①上调肿瘤抗原性;②增加肿瘤抗原呈递能力;③诱导共刺激分子;④减少肿瘤细胞表面的 B7-H1/PD-L1 和 B7-H4 等免疫检查点分子,从而防止浸润 T 细胞的失活;⑤使肿瘤细胞对 CD8$^+$ T 细胞介导的肿瘤裂解反应更敏感。因此,理论上化疗后使用免疫治疗,可以协同化疗的细胞毒性作用使得疗效增强。但是也有研究证实免疫治疗后使用化疗具有更好的治疗优势,因为化疗药物可能会杀伤活化的 T 细胞,影响免疫治疗疗效。

　　然而目前并没有确切的证据或指南表明免疫治疗和化疗的顺序,在使用免疫联合化疗的治疗的情况下该如何用药?

　　河南省肿瘤医院一项Ⅱ期临床研究探索了化疗和抗 PD-1 单抗的使用顺序对 30 例局部晚期食管癌患者新辅助治疗疗效的影响。实验组为序贯治疗组(n=15,化疗后 2 天给予特瑞普利单抗),对照组为同时治疗组(n=15,同一天给予特瑞普利单抗和化疗)。研究结果显示实验组的病理完全缓解率(pCR)为 36.4%,而对照组为 7.7%,表明免疫与化疗间隔 48 小时,相比同时给药,可获得更高的病理完全缓解率,延迟抗 PD-1 单抗的应用可能更有利于协同作用。其机制可能为:①化疗后肿瘤细胞裂解,产生更多的细胞碎片,可为后续免疫治疗提供更多的免疫原性物质;②应用抗 PD-1 单抗后,解除了 PD-L1 对 T 淋巴细胞的抑制,T 淋巴细胞的活性恢复,表现为杀肿瘤能力恢复、细胞因子分泌增加,以及部分 T 淋巴细胞重新进入增殖周期;③活性恢复的 T 淋巴细胞很容易受到化疗药物的杀伤,因此在化疗药物在体内代谢血药浓度峰值过后再应用抗 PD-1 抗体,能最大限度地减少化疗对 T 细胞的杀伤,更大程度地发挥免疫治疗的效果。

此外,2022 年 1 月份 *Journal of Controlled Release* 上发表一项动物研究也显示,在三种肿瘤小鼠模型(黑色素瘤、肺转移瘤和腹腔转移瘤)中,与"免疫和化疗同时"或"先免疫后化疗"相比,"先化疗后免疫"在多个肿瘤里都表现出更强的抗肿瘤活性。"先化疗后免疫"的治疗方式显著增加了肿瘤微环境中 CD4Tef、CD8Tef、活性 NK 和 N1/ 中性粒细胞的浸润,而减少了抑制性的调节性 B 细胞(Breg)、静息 NK 和 N2/ 中性粒细胞,从而显示出更好的抗肿瘤作用。此研究也为免疫化疗的合理给药顺序提供了有价值的参考证据。

相反,在一项有三个队列包含 1 062 名晚期胰腺癌患者的研究中显示出不同的结果,第 1 组接受标准化疗(吉西他滨和卡培他滨),第 2 组序贯化学和免疫治疗(先化疗再注射端粒酶疫苗 GV1001),第 3 组为同步化学免疫疗法。主要终点为 OS。结果显示接受标准化疗和同时接受化疗和免疫治疗两组间生存无显著差异,但化疗序贯免疫组较差。但考虑本研究研究人群为终末期胰腺癌患者,机体已处于较弱的免疫状态,免疫治疗只能有限地调动机体免疫细胞。另一项研究也评估了在化疗之前 / 之后行免疫治疗是否会对治疗后进展的 *BRAF* 野生型黑色素瘤患者的临床结果产生影响。结果显示接受伊匹木单抗序贯白蛋白结合型紫杉醇联合贝伐珠单抗组患者具有更佳的临床疗效,原因可能是在化疗无差别破坏机体免疫细胞前给予免疫治疗,可以最大程度调动体内的免疫细胞。且后续实验室结果显示,白蛋白结合型紫杉醇联合贝伐珠单抗有利于免疫治疗后的全身免疫稳态的维持。

【编者观点】

当前,在肿瘤化疗联合免疫的方案设计中,大家习惯于将化疗药物和免疫治疗在同一天应用,并在很多 III 期临床研究中取得了成功,这也是指南推荐的标准治疗方案。然而,这样的设计方案理论上有缺陷,也可能是一些免疫化疗方案临床研究失败的原因之一。鉴于目前有限的研究证据和指南,以及考虑患者的住院时长等因素，我们在临床工作中也在一天内使用免疫及化疗。但对于先化疗再行免疫还是先免疫再行化疗，或者是目前常采用的方式，这三种组合哪种方式能带来最大的临床获益，目前暂没有有力的临床实践证据，仍需要更多的临床试验来探究。

78　PD-1 抑制剂和 PD-L1 抑制剂能否互换使用？

目前临床免疫治疗中断的主要原因是发生 irAE 及发生疾病进展，因此中断治疗之后是否可以互换为其他的免疫检查点抑制剂也需要分别考虑。

1. 发生 irAE 之后是否可以更换免疫检查点抑制剂

目前 NCCN 指南对于发生明显 irAE 之后恢复使用免疫治疗时提示要谨慎，需要密切随访监测。对于一种免疫检查点抑制剂引起严重 irAE 后通常要永久停止这种免疫治疗，若发生中度 irAE 则需要永久停止该类免疫治疗。例如患者接受伊匹木单抗治疗后出现 3~4 级 irAE，在毒性恢复后可考虑给予 PD-1/PD-L1 抑制剂治疗。现有的研究数据表明，因 irAE 中断免疫治疗后再挑战 40%~50% 再发 irAE，大多数轻度可控。导致再挑战后 irAE 复发率升高的因素有：初次 irAE 需要住院治疗、初始 ICI 治疗达到 CR/PR、初始 ICI 治疗使用 CTLA-4 或双免联合策略、初次 irAE 发生结肠炎、肝炎、肺炎的患者，以及初次 ICI 治疗较早发生 irAE 的患者。关于发生 irAE 后再次使用免疫治疗的临床获益情况暂无定论，一些回顾性分析显示再挑战没有显著的生存获益，而有些研究显示初次 ICI 未达到 CR/PR 的患者，再次使用会有显著的 PFS、OS 延长。irAE 后再挑战是否可为患者带来更多获益需要更多的研究来验证。

发生 irAE 后 PD-1 和 PD-L1 抑制剂之间是否可以互换目前没有明确的证据，但是发表在 2020 年 *The Journal of the American Medical Association* 上的一篇荟萃分析显示，不论是在任何不良事件还是免疫相关不良事件上，PD-1 和 PD-L1 的总体安全性无显著差异。因此 PD-1 抗体和 PD-L1 抗体因 irAE 互换是否可改善患者的安全性和耐受性还需要更加直接的证据来验证。

2. 发生疾病进展之后是否可以更换免疫检查点抑制剂

随着晚期 NSCLC 免疫治疗的普及，免疫治疗进展人群也急剧增加。免疫治疗进展后的标准治疗是化疗，但是后线化疗疗效有限，因此实际临床中面临后线是否可以继续使用免疫治疗，以及使用何种免疫药物获益更多的问题。

一些回顾性研究表明，免疫治疗进展后继续使用 ICI 仍可能带来临床获益，但是针对不同的进展模式和机制，后续治疗策略的改变会影响患者的获益。免疫治疗后发生寡进展患者继续 ICI+ 局部治疗,相比其他治疗模式可获得更优的 PFS2 和 OS 获益。而针对广泛性进展的患者,需要深入了解患者的潜在耐药机制,有针对性采取不同的联合治疗模式克服耐药,包括联合化疗、放疗、抗血管生成药物、多靶点 TKI,以及不同机制的免疫药物。目前多项 I/II 期研究,ICI 联合抗血管生成治疗和 ICI 联合化疗等跨线治疗策略,均显示出初步的有效性和可管理的安全性。例如在 BTCRC-LUN15-029 研究中帕博利珠单抗联合化疗用于 ICI 经治晚期 NSCLC 患者,*ORR* 达到 23.5%,*DCR* 为 70.6%,PFS 和 OS 中位数分别为 5.2 个月、25.7 个月,以及使用 sitravatinib 联合替雷利珠单抗治疗既往接受过免疫治疗的晚期 NSCLC 患者,*ORR* 和 DoR 分别达到 13.6%、86.4%,mPFS 为 5.2 个月,mDoR 为 6.9 个月。多项 III 期临床研究正在探索 ICI 耐药后治疗策略,结果值得期待。

关于 PD-1 抗体和 PD-L1 抗体之间互换是否可以给患者带来更大的获益目前仍缺乏相关证据,两种药物机制有所不同。有研究表明,除了 PD-L1 外,PD-L2 也对 T 细胞具有负调控作用,二者作用既有重叠也有互补,同时抑制 PD-L1 和 PD-L2 具有协同激活免疫系统的效应。PD-1 抗体结合 PD-1,可同时阻断 PD-1 与其受体 PD-L1、PD-L2 的结合;而 PD-L1 抗体只能选择性阻断 PD-1 和 PD-L1 结合,PD-1 和 PD-L2 仍可以相互作用而抑制 T 细胞,可能会给肿瘤留下了一条免疫逃逸之路。因此或许在不同的作用机制下,更换药物会有不同的临床疗效,但还需要更多的研究数据为临床提供使用依据。

【编者观点】

现有的回顾性研究对二者互换使用的结论并不一致:因 irAE 而互换免疫治疗时要谨慎,再次发生 irAE 的风险仍然较高,需要密切随访监测;关于 PD-1 抗体和 PD-L1 抗体之间互换是否可以给患者带来更大的获益目前仍缺乏相关证据,针对潜在耐药机制,有针对性采取不同的联合治疗模式克服耐药,包括联合化疗、放疗、抗血管生成药物、多靶点 TKI,以及不同机制的免疫药物是未来探索的方向。

79　PD-1/PD-L1 抑制剂使用满两年的患者是否继续使用?

对于一线使用 PD-1/PD-L1 抑制剂用满 2 年的晚期 NSCLC 患者是否继续用药,可划分为两个使用场景,即完成 2 年治疗后是否继续使用,以及完成 2 年治疗后停药,后续疾病进展时是否重启。

1. 完成 2 年治疗后是否继续使用

NCCN 指南建议免疫维持治疗 2 年。对于批准用于一线治疗晚期 NSCLC 的免疫检查点抑制剂,现有临床研究数据中,PD-1 抑制剂[包括帕博利珠单抗(KEYNOTE 系列研究)、纳武利尤单抗(CHECKMATE227 研究)、信迪利单抗(ORIENT-12 研究)]的设计方案中要求患者接受免疫治疗 2 年,在此基础上,患者如有意向且存在治疗获益,也可以继续用药。而 PD-L1 抑制剂阿替利珠单抗和其他国产 PD-1/PD-L1 抑制剂如卡瑞利珠单抗、舒格利单抗的设计方案中免疫维持治疗直至疾病进展或出现不可耐受的毒性,没有涉及 2 年停药的概念。

目前,无论在临床试验或临床实践中,完成 2 年维持治疗后继续使用免疫治疗的患者数据相对较少。KEYNOTE-001 研究最新随访数据中显示,在 60 例至少使用 2 年帕博利珠单抗治疗的患者中,这部分患者的 *ORR* 较高,DoR 较长,5 年 OS 率在初治组和经治组分别达到 78.6% 和 75.8%。值得注意的是,这里并未将完成 2 年治疗后停药者与继续接受免疫治疗者的数据进行比较,二者是否存在差异尚且未知,仍待进一步探索。

2. 完成 2 年治疗后停药,后续疾病进展时是否重启

NCCN 指南不推荐后线免疫治疗用于前线免疫治疗中进展的患者,但并未对非因疾病进展停药的患者提供相关建议。从目前临床研究随访数据来看,仅有帕博利珠单抗一线治疗晚期 NSCLC 临床研究提供部分参考数据。从 KEYNOTE 系列研究结果可知,重启帕博利珠单抗的患者比例在 8%~38.8%,且重启治疗后患者仍有一定获益。KEYNOTE-024 研究重启治疗后的 *ORR* 达 33%,重启治疗 15.2 个月时的 OS 率(66.7%)及 PFS 率(41.7%)均较高。

有关一线免疫治疗达 2 年后继续治疗或重启治疗的获益人群,以及两种策略孰优孰劣,当前仍悬而未决。需要开发或探索一些用于在这一阶段评估免疫治疗疗效的指标,比如完全缓解(complete response,CR)、循环肿瘤 DNA(ctDNA)、缓解持续时间(duration of response,DoR)等。分析 KEYNOTE-010 和 CHECKMATE-153 的数据可知,停用免疫治疗后,缓解持续时间≥6 个月的患者重启治疗,大多数可再次缓解,达到部分缓解;但对于缓解持续时间 <6 个月者来说,重启治疗很难实现疾病缓解,或 DoR 极短。但这一分析并未经大规模临床试验验证,且为二线及后线免疫治疗使用场景,对于一线免疫治疗维持或重启参考价值有限。

关于 PD-1/PD-L1 抑制剂停药后疗效是否持续的机制,目前仍在探索中。尽管 PD-1/PD-L1 抑制剂具有较长的循环半衰期(约 26 天),但其在局部肿瘤

微环境中的效应时间可能是多种因素相互作用的结果。有研究提示，PD-1 单克隆抗体在给药后早期可迅速与 PD-1 阳性肿瘤浸润性 CD8$^+$ T 细胞有效结合，但在几分钟后开始被肿瘤微环境中的肿瘤相关巨噬细胞从 T 细胞表面捕获，并最终导致 T 细胞重回耗竭状态，进而失去抗肿瘤活性。另一方面，有研究表明能够长期从免疫治疗中获益的患者，其肿瘤组织及外周血中高表达 IFN-γ/TNF 的肿瘤相关记忆 CD8$^+$ T 细胞可在人体内维持至 9 年之久，但该部分记忆 T 细胞能否与 PD-1 抗体持续结合还尚待研究。

【编者观点】

一线使用 PD-1/PD-L1 抑制剂用满 2 年的晚期 NSCLC 患者，若经济条件允许且临床医生判断仍有临床获益，可根据具体情况决定是否继续免疫维持治疗。PD-1/PD-L1 抑制剂 2 年后的疗效尚待前瞻性试验随访数据或真实世界研究进一步探索。鉴于目前已有长期随访数据的临床研究结果，无论一线免疫单药还是联合化疗，能完成 2 年维持免疫治疗的患者比例较低，提示探索 2 年后是否继续维持免疫治疗的大型随机 III 期临床研究开展将存在一定困难。而对于 2 年后非因疾病进展停药的患者，后续疾病进展时可考虑重启免疫治疗。其机制还需基础研究进一步明确。

80　免疫治疗药物的剂量及治疗周期

1. PD-1、PD-L1 抑制剂使用不同剂量、延长给药周期可能对疗效、安全性没有影响。

一项回顾性研究纳入 2020 年在新加坡国立大学医院接受治疗的晚期 NSCLC 患者 114 例，对比帕博利珠单抗 100mg 与标准剂量 200mg 治疗对患者结局、毒性及成本的影响。结果显示，无论帕博利珠单抗单药或联合化疗治疗，帕博利珠单抗 100mg 与 200mg 对无疾病进展时间、总生存时间及缓解率的影响均无显著差异。不同剂量组的严重免疫相关性不良反应发生率无显著差异，帕博利珠单抗 100mg 与 200mg 的严重免疫相关性不良反应发生率分别为 17% 和 22%。

另外一项多中心回顾性队列研究评估帕博利珠单抗给药周期对晚期 NSCLC 患者的生存结局的影响，将 92 例接受帕博利珠单抗常规治疗 ≥4 周期的患者分为 2 组：非标准给药组（2 个及以上周期的给药间隔超过 3 周 +3 天）；标准给药组（所有周期中均每 3 周一次或仅 1 个周期给药间隔超过 3 周 +3 天）。

多变量分析表明,标准给药组与非标准给药组的总生存时间及无疾病进展时间无显著差异。这提示在常规临床实践中,帕博利珠单抗的给药间隔时间延长或延迟,其临床结局与按说明书规定的 3 周间隔接受治疗者相似。

最近一项荷兰的回顾性研究显示 PD-1/PD-L1 单抗通过提高每次给药剂量,延长给药间隔并不会明显增加不良反应,而疗效也不受影响。

2. CTLA-4 抑制剂的疗效及不良反应随剂量增加而增加

从伊匹木单抗的临床研究来看,伊匹木单抗的客观有效率及免疫相关性不良反应则随剂量增加(0.3mg/kg、3mg/kg、10mg/kg)而增加。

【编者观点】

免疫治疗剂量与免疫相关性不良反应之间的关系因药物而异,需要具体药物具体分析。目前来看,PD-1、PD-L1 抑制剂通过提高剂量、延长用药间隔并不会明显增加免疫治疗的毒性,并且对生存无影响。CTLA-4 抑制剂的疗效及不良反应则随剂量增加而增加。

81　免疫治疗原发性耐药如何处理?

免疫治疗与其他的抗肿瘤药物治疗类似,也会出现耐药。免疫治疗耐药通常分为原发性耐药和继发性耐药,其中原发性耐药是指免疫治疗药物从一开始就没有起到抑制肿瘤生长的作用。原发性耐药的机制较获得性耐药更为复杂,主要包括:①肿瘤细胞内部的因素,如抗原表达缺失 / 新抗原少 /TMB 低、抗原呈递缺陷、内源性 T 细胞清除 /MAPK 通路激活 /PTEN 缺失 /Wnt 信号通路激活 /PD-L1 表达低下、对 T 细胞无反应等;②肿瘤细胞外部的因素,如 T 细胞缺乏 / 冷肿瘤 / 免疫抑制微环境、抑制性免疫检查点 /TIM-3 上调、免疫抑制分子 /IDO 上调 /TGF-β 上调 /CD73 上调、免疫抑制细胞 /MDSC 增多、特定驱动基因表达、Teff 基因标签低、肠道微生物紊乱等。

因此对于肿瘤免疫治疗耐药的对策,需要鉴定出有效的生物标志物来预测免疫治疗的响应与耐药。通常耐药机制较为复杂,可以从免疫细胞的活性(PD-L1 扩增和 / 或高表达)、肿瘤微环境免疫浸润(TIL)、肿瘤免疫可识别性(MSI/MMR、TMB、Indel 突变比例、肿瘤新抗原负荷),以及免疫治疗超进展或耐药相关基因(超进展相关基因如 *MDM2/MDM4/FGF*,免疫耐药相关基因 *TIM3/PTEN/JAK1/2/β2M/CDKN2A* 等)等多方位、全方面进行评估。临床全外显子组测序(CWES)有助于评估免疫检查点抑制剂的疗效与耐药,但目前临床上尚无明确的预测免疫疗效及耐药机制的生物标志物。

临床上,通常运用免疫联合治疗方案来克服或延缓耐药,例如 PD-1 单抗与 CTLA-4 单抗联合治疗转移性黑色素瘤、NSCLC 等显示出了更高的反应率。PD1 单抗与 Tim-3/LAG-3 单抗联合在临床前研究展示出极佳效果,临床试验正在进行中。免疫检查点抑制剂与共刺激因子激动剂、靶向治疗、抗血管生成药物、放疗、化疗,以及表观遗传修饰因子的联用都在实践中运用或临床研究探索之中。

82　免疫治疗继发性耐药如何处理?

1. 免疫继发性耐药的定义目前仍存在争议

2020 年 SITC 定义继发性耐药是指:当患者接受抗肿瘤治疗,获得确认的客观缓解或长期的疾病稳定(>6 个月),并在持续治疗的情况下出现疾病进展。对于完全缓解和部分缓解的患者若疗效缓解持续时间 <6 个月,目前将其归类为原发性耐药。

2021 年欧洲肿瘤内科学会专门针对 NSCLC 免疫治疗获得性耐药提出临床定义,与 SITC 定义存在一定的区别,其中包括:①只纳入免疫检查点抑制剂单药或双免治疗患者,将接受免疫联合化疗的患者排除在外;②排除了疗效评价稳定的患者;③部分或完全缓解的患者,没有缓解时间的限制;④初始应答后出现疾病进展无须再次进行影像学确认。

2. 免疫继发性耐药机制复杂,其中包括肿瘤内在机制、外在机制,以及个体内环境等因素。当前国内外权威指南,包括 NCCN 与 CSCO,对于晚期 NSCLC 免疫治疗继发性耐药后的二线治疗尚无标准治疗方案推荐。

目前,针对不同的临床进展模式,包括寡进展和多发 / 系统进展,可能需要相应的个性化处理策略。对于寡进展导致疾病进展的患者,通过放疗 ± 局部手术切除的局部治疗手段控制局部病灶的同时,有望重新激活肿瘤免疫治疗;对于免疫治疗获益患者、存在混杂反应的患者,可以适当考虑免疫治疗再挑战或继续使用。综合治疗依然是晚期 NSCLC 免疫耐药系统性进展后的重要方向。

目前,研究学者尝试了多种策略来克服耐药,包括:①抗 PD-1 单抗联合其他免疫检查点抑制剂,如联合抗 CTLA-4 单抗、抗 TIGIT 单抗,以及其他针对共抑制信号分子如 TIM3、LAG3、VISTA 等的抗体;②联合共刺激分子,如 OX40、CD137、CD40、ICOS、GITR 等;③ T 细胞工程和疫苗,包括过继细胞治疗,以及肿瘤浸润淋巴细胞治疗和嵌合抗原受体 T(CAR-T)细胞治疗的形式和个性化疫苗;④联合靶向抗肿瘤血管形成,在非鳞状细胞 NSCLC 的 IMpower150 研究中,贝伐珠单抗与阿替利珠单抗和化疗的一线组合证明与单独化疗相比延长总生存,其他包括单克隆抗体雷莫西尤单抗和多激酶抑制剂(例如仑伐替尼、sitravatinib、尼达尼布和阿昔替尼等),目前正在一线组合和免疫治疗耐药 NSCLC 患者中进行研究;⑤细胞因子;⑥其他影响肿瘤免疫微环境的因素,如靶向肿瘤通路和细胞周期蛋白(RAS、AXL、PI3K、STAT3、CDK4/6 等)。

 【编者观点】

免疫继发性耐药机制复杂,目前对于晚期 NSCLC 免疫治疗继发性耐药后的二线治疗尚无标准治疗方案推荐。在缺乏有效治疗手段的情况下,免疫治疗再挑战可能是一个治疗策略,但需要谨慎挑选获益患者。

第二节 │ 免疫治疗的疗效预测和评估

Q 83　TMB 对临床选择免疫治疗的意义

肿瘤突变负荷(TMB)是指肿瘤中存在的错义突变的数量,肿瘤特异性体细胞突变所产生的新生蛋白或其降解产物被主要组织相容性复合体递呈到肿瘤细胞表面,形成肿瘤新生抗原,可能导致 T 细胞的激活,故能提高 ICI 的治疗敏感度。高 TMB 的肿瘤往往携带较高水平的新生抗原,提示免疫治疗的疗效可能更优。

TMB 与肺癌免疫治疗疗效的相关性有一定的循证医学证据。CHECKMATE-026 研究探讨了纳武利尤单抗对比化疗一线治疗未经治疗的 PD-L1≥1% 的 Ⅳ 期或复发性 NSCLC 的疗效及安全性。当将患者根据基线肿瘤样本包含的 TMB 分层后[分别为低 TMB(<100 个)、中 TMB(100~242 个)及高 TMB(≥243 个)],发现高 TMB 患者接受纳武利尤单抗单药一线治疗较化疗的 PFS 明显更优(图 4-2-1、图 4-2-2)。

OAK 研究也表明,对于既往经化疗治疗的转移性 NSCLC 患者来讲,与多西他赛相比,阿替利珠单抗二线治疗高血样 TMB(bTMB)(≥16mut/Mb)人群可带来明显 PFS 获益[HR=0.65(0.47~0.92)](图 4-2-3、图 4-2-4、图 4-2-5)。

这些证据表明与低 TMB 患者相比,高 TMB 患者接受 PD-1 抑制剂单药一线或 PD-L1 抑制剂二线治疗后 PFS 更优。因此,2021 年《肿瘤突变负荷应用于肺癌免疫治疗的专家共识》指出,既往未接受过免疫治疗的晚期 NSCLC 患

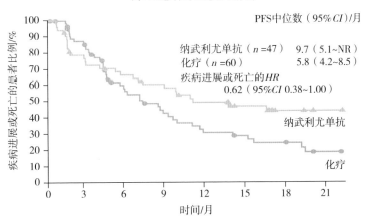

图 4-2-1　不同 TMB 分层下纳武利尤单抗与化疗一线治疗的 PFS

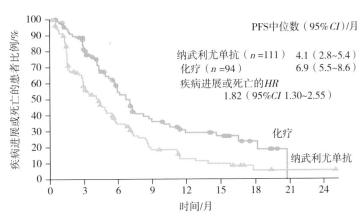

图 4-2-2　不同 TMB 分层下纳武利尤单抗与化疗一线治疗的 PFS

者,在接受免疫单药治疗前推荐进行 TMB 检测。但该共识并未基于 TMB 检测结果对免疫治疗模式进行推荐。

　　虽然推荐进行 TMB 的检测,但 TMB 的临床应用价值国内专家普遍认为存在很大的局限性:① TMB 的预测作用均来自回顾性数据,缺乏前瞻性研究对其进行验证,并且 TMB 仅能预测免疫单药的疗效,但对于当前临床应用更为广泛的免疫联合化疗并无预测作用。② TMB 作为预测免疫治疗的生物标志物存在先天缺陷。虽然 TMB 被认为可反映新生抗原负荷,但新生抗原的识别极为复杂,故其仅能作为一种预测免疫治疗疗效非常间接的指标。当前认为能够影响免疫治疗疗效的生物标志物众多,包括肿瘤本身、免疫细胞、机体

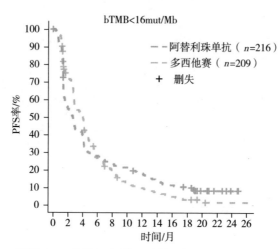

图 4-2-3　不同 TMB 分层下，阿替利珠单抗与多西他赛二线治疗的 PFS

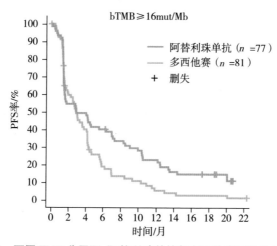

图 4-2-4　不同 TMB 分层下，阿替利珠单抗与多西他赛二线治疗的 PFS

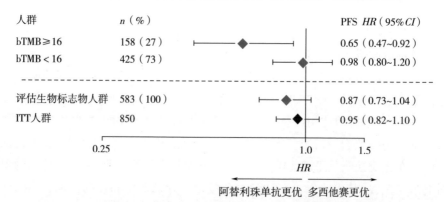

图 4-2-5　不同 TMB 分层下，阿替利珠单抗与多西他赛二线治疗的 PFS

状况及其他因素等,需要综合考量,而 TMB 仅仅是从肿瘤角度衍生而来的生物标志物,对免疫疗效的预测具有局限性。③ TMB 检测技术在国内尚未形成规范,缺乏获批的 TMB 检测平台,不同检测公司所使用的基因检测 panel 均有不同,还缺乏公认的截断(cut off)值。④ TMB 检测费用昂贵,患者经济负担较重。

【编者观点】

目前 TMB 在肺癌免疫治疗中的临床应用价值有限,鼓励开展研究,但不作为临床用药参考。

Q 84　能够预测免疫治疗疗效的指标

基于多项临床研究,目前已知的免疫治疗疗效预测因子包括:PD-L1、TMB、bTMB、DNA 复制或修复基因突变、驱动基因、TIL、效应 T 细胞的活化、外周血中活化的 $CD4^+$ 和 $CD8^+$ T 细胞、ctDNA、肠道微生物群。单一的免疫标志物并不能完全有效的预测 ICI 疗效,需要多元综合分析。

1. PD-L1

通过免疫组织化学检测肿瘤细胞表面的 PD-L1 的表达水平仍然是最准确和应用最广泛的预测患者从 ICI 治疗获益的生物标志物。KEYNOTE-024 研究结果显示高表达(TPS>50%)的 NSCLC 患者接受帕博利珠单抗单药治疗的患者 PFS 和 OS 较化疗组显著改善。KEYNOTE-189 和 KEYNOTE-407 两项研究都表明无论 PD-L1 表达状态,接受帕博利珠单抗联合化疗的患者中观察到了 PFS 和 OS 改善。另一项Ⅲ期的 IMpower150 研究中阿替利珠单抗联合化疗和贝伐珠单抗,同样在 PD-L1 阴性患者中观察到获益。CHECKMATE-227 研究结果显示联合应用 PD-1 单抗 +CTLA-4 单抗的 OS 改善无关 PD-L1 表达。在 PACIFIC 试验评估度伐利尤单抗用于Ⅲ期 NSCLC 的巩固治疗时,PD-L1 TPS 低于 1% 的患者分析显示,度伐利尤单抗的加入不仅没有 OS 改善,甚至有劣于安慰剂的趋势。由此可见,PD-L1 是一个并不完美的指标,即使在 PD-L1 低表达或阴性患者中,单药或联合用药也有获益。在联合治疗中,PD-L1 的预测价值存在不确定性。同时,PD-L1 表达由于肿瘤的异质性而存在不稳定性,不同抗体和评分也常常导致结果不一致。

2. TMB、bTMB

高 TMB 的肿瘤往往携带较高水平的新生抗原,肿瘤特异性体细胞突变所产生的新生蛋白或其降解产物被主要组织相容性复合体递呈到肿瘤细胞表面，形成肿瘤新生抗原，可能导致 T 细胞的激活，故能提高 ICI 的治疗敏感度。现有证据表明，TMB 是晚期肺癌免疫治疗的疗效预测因子和预后的影响因素。组织 TMB（tTMB）有时候可能难以获取，bTMB 的应用正在逐渐增加。荟萃分析发现高 bTMB 组患者的 ICI 治疗在 *ORR*、PFS，以及 OS 上均优于低 bTMB 组患者。但 TMB 也存在局限性，包括不同肿瘤类型之间 TMB 水平的变异性、不一致的检测方法，以及缺乏定义高 TMB 状态的标准化临界值。

3. DNA 复制或修复基因突变

DNA 复制或修复基因的突变常见于胃肠道恶性肿瘤中，其体细胞和种系突变在 NSCLC 和小细胞肺癌中也被发现，并且与 ICI 反应的增加有关。KEYNOTE-001 试验指出，一些高 TMB 的患者肿瘤存在 DNA 复制或修复基因 *POLD1*、*POLE*、*MSH2*、*DNA-PK* 和 *RAD17* 突变，其中一个患者从不吸烟，却有着队列中最高的 TMB，因此，吸烟虽然与高 TMB 相关，但它并不是高 TMB 的唯一相关因素，肺癌 DNA 修复或复制基因突变与 TMB、ICI 反应的关系还需要进一步研究。

4. 驱动基因

以往的临床研究表明，最常见的驱动基因突变阳性，包括 *EGFR*，*ALK* 等，与较差的 ICI 临床反应相关。一方面是 ICI 可能对肿瘤遗传改变的患者效果较差，另一方面，驱动基因阳性的患者多属于 TMB 低、无吸烟史的人群，他们的肿瘤原性较低。但这种情况可能通过联合疗法发生改变，IMpower150 研究结果显示阿替利珠单抗联合化疗和贝伐珠单抗在 *EGFR* 突变患者中的临床益处，联合用药克服了 *EGFR* 突变特定的耐药机制。另一个被广泛关注的是 *STK11* 突变，该突变类型与低水平的 CD3、CD8 浸润相关，与 *STK11* 野生型相比，其免疫治疗的临床结果似乎与 PD-L1、TPS、TMB 无关，显示出较差的 *ORR* 和 PFS。

5. 肿瘤浸润淋巴细胞（TIL）

高水平的 TIL，尤其是 CD8 阳性 TIL，与生存率提高相关，这可能反映了免疫系统对免疫肿瘤的更强识别。这种发炎的"热肿瘤"表型在 ICI 治疗期间可能具有预测价值。LACE-Bio-Ⅱ研究结果显示，无论组织学类型或患者是否联合辅助化疗，TLI 的强度都与肿瘤患者的 OS 和 PFS 高度相关。同时，大型荟萃分析中显示，TLI 是转移性 NSCLC 中 ICI 反应预测因子，与其他免疫细胞群相比，CD8$^+$ T 细胞肿瘤密度是对 ICI 反应的最强预测因子。

6. 效应 T 细胞的活化

与免疫细胞激活相关的遗传特征也可以预测 ICI 的疗效。免疫应答中最重要的组成部分之一是在肿瘤微环境中存在激活的效应 T 细胞。在一项阿替利珠单抗对比多西他赛的 Ⅲ 期试验中,研究者发现效应 T 细胞的活化也可以预测 ICI 的反应,该试验评估了效应 T 细胞用于阿替利珠单抗比 PD-L1 似乎更有效。

7. 外周血中活化的 CD4$^+$ 和 CD8$^+$ T 细胞

外周血中活化的 CD4$^+$ 和 CD8$^+$ T 细胞与阿替利珠单抗新辅助治疗后的病理反应相关,另一项 NSCLC 的 Ⅱ 期研究观察到伊匹木单抗新辅助治疗对 CD4$^+$ T 细胞和 CD8$^+$ T 细胞均有明显的 CD28 依赖性激活作用。

8. ctDNA

2020 年 *Nature Cancer* 上发表的研究提示基线 ctDNA 水平与免疫治疗 OS、PFS 和 *ORR* 密切相关,基线 ctDNA 水平低者对免疫治疗呈现出更好的治疗效果。ctDNA 的清除要较传统影像学变化更敏感,CHECKMATE-159 研究显示 ctDNA 清除可能是新辅助免疫治疗效果预测和监测复发的潜在预测因子,但临床 ctDNA 标准化的限制因素较多,如收集管类型、采血过程、抗凝剂、样本储存条件等。

9. 肠道微生物群

CHECKMATE078 和 870 研究显示,患者粪便微生物组的多样性与患者的 PFS 改善呈正相关,肠道微生物中特定的细菌存在,可促进局部和全身肿瘤免疫监测,提高 ICI 的治疗效果。

85 免疫治疗获得长生存患者的特征

免疫治疗"拖尾"效应是指患者达到肿瘤缓解后,缓解持续时间很长,在生存曲线上表现为与横轴平行的平台型尾段。此现象目前在多项免疫治疗临床试验结果中均存在,提示部分免疫获益人群具有独特的长生存特点。目前没有关于长生存时间的具体定义,根据 KEYNOTE 系列研究最新随访数据,一线免疫单药 5 年生存率在 23.2%~31.9%,后线免疫单药 5 年生存率在 15.5% 左右。虽然为小部分人群,但确实是提高晚期 NSCLC 的 5 年生存率的一个里程碑事件。因此,探索免疫治疗获得长生存患者的特征,具有重要意义。

然而,对于免疫治疗长生存人群存在的共性特征,目前尚无指南或共识对这一议题进行探讨或做出定论。但通过文献检索我们可窥见一斑,以供临床参考。

1. 基线特征

年龄因素、吸烟史、体能状态评分均与免疫治疗的获益有着密切关系。年龄越小、体能状态越好，从免疫治疗中获得长生存的机会越大。吸烟可增加肿瘤突变负荷，也有可能从免疫治疗获得更好的疗效。一项研究纳入 2 382 例接受 PD-1/PD-L1 抑制剂治疗的晚期 NSCLC，其中 126 例实现长期缓解（LTR，定义为 PR/CR 持续 ≥24 个月），与疾病进展患者及短期缓解者相比，LTR 者的年龄更小（<65 岁）。KEYNOTE-010 研究中完成 35 个周期帕博利珠单抗治疗的患者，其年龄 <65 岁的比例也达 69.5%（意向性分析人群中帕博利珠单抗组该比例为 57.2%）。在接受免疫治疗后生存期 ≥2 年的 NSCLC 人群中（$n=38$），94.74% 患者的基线 ECOG PS 评分为 0~1 分。KEYNOTE-001 研究显示，当前 / 既往吸烟者的 5 年生存率达 16.8%（经治人群）和 26.4%（初治人群），高于无吸烟史者（经治人群 12.0%）。与之相似，KEYNOTE-010 研究也发现，完成 35 个周期治疗的患者中，当前 / 既往吸烟者的比例高于意向性分析人群中帕博利珠单抗组患者（91.1% vs. 81.9%）。

2. 免疫标志物特征

PD-L1 表达和 TMB 水平越高，免疫治疗长生存的可能性越大。KEYNOTE-010 试验 5 年生存数据提示，5 年生存率在 PD-L1 TPS≥50% 患者中为 25.0%，在 PD-L1 TPS≥1% 患者中为 15.6%。一项发表于 2020 WCLC 的荟萃分析对 PubMed、Cochrane Library、Embase database 等及重要国际会议如 ASCO、ESMO 等进行检索，最终纳入 10 项随机对照试验（$n=6\,122$），发现 PD-L1 表达水平对 ICI 治疗有预测价值，其中 PD-L1≥50% 的患者接受 ICI 治疗的获益最明显。此外，与短期缓解者及疾病进展者相比，实现长期缓解患者的 TMB 水平更高。而对于免疫联合化疗，PD-L1 高表达（≥90%）似乎也与长期疗效有关。

3. 基因检测

ARID1A 突变、*PTEN* 突变、*KRAS* 与 *TP53* 共突变均与免疫治疗长生存呈正相关；而 *SMARCA4* 突变、*SMARCA4* 与 *KRAS* 或 *STK11* 共突变则与免疫治疗疗效呈负相关。当前仅观察到上述现象，并不能作为回答该问题的强有力证据。

4. 疗效特征

初始治疗疗效越好，患者获得长生存的可能性越大。研究显示，免疫治疗后能够达到完全缓解 / 部分缓解（CR/PR）且持续 ≥6 个月的患者，实现长生存（≥2 年）的可能性更大。一项回顾性研究对 147 例接受免疫治疗的晚期 NSCLC 进行多变量分析,免疫治疗的长期获益(定义为最佳缓解为 CR/PR/SD,且持续≥12 个月)与患者的最佳缓解为 CR/PR 显著相关[*OR*=0.124 (0.034~0.453),*P*=0.001 3]。在接受免疫治疗后生存率≥2 年的 NSCLC 人群中 (*n*=38),68.42% 的最佳缓解为 CR/PR。但这一指标是免疫治疗的预后因素还是预测因素,仍待进一步分析。

【编者观点】

关于免疫治疗长生存患者的共性特征,尚缺乏强有力循证医学证据。除了作为 PD-1/PD-L1 抑制剂直接靶点 PD-L1 是最直接的预测指标,其他间接指标可能还需要后续从不同变量、不同层面开展对比长生存、快速进展、短生存患者的前瞻性临床研究,以回答该问题。

86 免疫治疗期间一般多久评估一次?

实体肿瘤临床疗效评价标准 1.1 版本(RECIST V1.1)表明,治疗期间肿瘤重新评价的频率取决于治疗方案,并应与治疗的类型和日程安排相符。2017 年,RECIST 工作小组提出实体肿瘤免疫疗效评价标准(iRECIST),为免疫治疗相关的临床研究提供一致的参考标准。iRECIST 标准在 PD 的定义标准上进行了修改,新增待证实的疾病进展(unconfirmed progressive disease,iUPD)这一疗效反应概念,将按照 RECIST 标准首次判定为 PD 的患者定义为 iUPD,待 4~8 周后再次评估,若靶病灶、新靶病灶增大长径总和≥5mm,则被认定为免疫明确进展(immune confirmed progressive disease,iCPD)。

从帕博利珠单抗用于晚期 NSCLC 的核心临床试验设计来看,接受帕博利珠单抗治疗者多数时间可每 9 周评估一次,并根据具体治疗方案及治疗,时长可有所调整,调整范围为每 6 周一次或每 12 周一次。整体评估频率与 RECIST V1.1 标准及 iRECIST 标准的推荐相符。

【编者观点】

肿瘤免疫治疗一般需要 2~3 个月开始起效。根据相关指南标准及帕博利珠单抗的核心临床试验表明,接受帕博利珠单抗治疗者多数时间可每 9 周评估一次,并会根据具体治疗方案及治疗时长有所调整。具体为:单药治疗时,建议前 45 周内可每 9 周评估一次、随后每 9~12 周评估一次;联合化疗治疗时,建议前 18 周内每 6 周评估一次、随后每 9 周评估一次直至第 48 周,此后每 12

周评估一次。

❓ 87 免疫治疗疗效的评估标准如何指导临床实践？

RECIST V1.1 是当前肿瘤治疗疗效评价公认的标准。然而，由于免疫治疗的作用机制，在使用 RECIST V1.1 来判定免疫治疗的疗效时，部分患者会出现一些特殊情况，包括假性进展、延迟反应、疾病超进展等。假性进展是指传统标准评价为疾病进展（progression disease，PD）的患者在继续接受治疗后出现疾病缓解。延迟反应是指免疫疗法从开始治疗产生免疫应答的过程需要几周甚至数月的时间，此即免疫治疗的延迟反应，表现形式为肿瘤最终缩小或达完全缓解（complete response，CR）前有一段时间的部分缓解（partial response，PR）、疾病稳定（stable disease，SD）甚至 PD。疾病超进展是指肿瘤生长率在接受免疫治疗后 4~6 周达治疗前的 2 倍以上。

2009 年，Wolchok 等在 WHO 标准的基础上正式提出了免疫相关疗效标准（Immune-Related Response Criteria，irRC），首次引入总肿瘤负荷的概念（总肿瘤负荷 = 原有肿瘤基线 + 新发病灶），提出采用双径测量法，并对可测量病灶进行重新规定。同时规定对于新发病灶，≥4 周连续 2 次观察到肿瘤负荷增加≥25% 才可评定为 PD。尽管 irRC 标准作为首个免疫相关疗效评价标准取得一些可观的成效，但双径测量法在一定程度上会夸大肿瘤的实际变化程度。因此，irRC 标准自提出后没有获得一致广泛应用。在此基础上 2014 年欧洲内科肿瘤年会上首次提出了实体肿瘤免疫相关疗效评价标准（Immune-Related Response Evaluation Criteria In Solid Tumors，irRECIST），该评价标准的主要特点是：①沿用了 RECIST1.1 标准的单径测量法和 irRC 标准中肿瘤负荷的概念；②对于非靶病灶和新病灶，在判定 PD 时都具有参考价值；③对于初次评定的 PD，需在至少 4 周后再次进行评估。虽然此后使用 irRECIST 标准的临床试验在不断进行，但仍始终无法获得令人满意的结果，如疗效评价时是否需要测量所有新发病灶、首次疗效评价时间点和最佳反应时间（best overall response，iBOR）如何确立，以及出现新病灶后再次评价的具体原则和方法等问题的出现，促使新的更符合临床实践的免疫相关疗效评价标准的诞生。

2017 年初，RECIST 工作组正式提出实体肿瘤免疫疗效评价标准 iRECIST。该评价标准提出了全新的疗效评价专业术语，如免疫完全缓解（immune complete response，iCR），免疫部分缓解（immune partial response，iPR），免疫疾病稳定（immune partial response，iSD）等，并引入两个关键概念，一是待证实的疾病进展(unconfirmed progressive disease,iUPD),二是已证实的疾病进展(confirmed progressive disease,iCPD)。该标准将治疗期间的新发病灶归为 iUPD,只有当下次评估发现更多新发病灶或原有新发病灶增大(新发靶病灶总共≥5mm 或新发非靶病灶增大)时,才归为 iCPD。一项 PD-1/PD-L1 抑制剂治疗转移性 NSCLC 的临床研究(n=160)对比了 RECIST V1.1、irRECIST 标准及 iRECIST 标准,结果显示,在接受了免疫治疗的患者中,13%(n=20)患者发生非典型缓解模式,其中 5%(n=8)为假性进展,8%(n=12)为混合进展,以 irRECIST 标准和 iRECIST 标准评估为 PD 的 120 例患者再次进行了评估,结果显示 RECIST V1.1 标准低估了 11% 实际治疗有效的患者,irRECIST 和 iRECIST 标准可以准确捕捉非典型缓解模式,且两者一致性很高,仅有 3.8% 差异。2018 年 Hodi 等人提出了新的免疫治疗疗效评价标准(Immune-Modified Response Evaluation Criteria In Solid Tumors,imRECIST),该标准提出了疾病进展后继续治疗的概念 (treatment beyond progression,TBP),即使用免疫治疗的患者出现疾病进展后,研究者判断患者仍存在临床获益,患者疾病稳定且药物耐受性良好,在签署知情同意书后可继续治疗。不同免疫疗法疗效评估标准的对比如下表(表 4-2-1)。

表 4-2-1　不同免疫疗法疗效评估标准的对比

项目	RECIST V1.1	irRECIST	iRECIST	imRECIST
PD 定义	SLD 较基线或最低值增加≥20%(至少 5mm);非靶病灶进展;出现新发病灶	SLD 较基线或最低值增加≥20%;非靶病灶进展;出现新发病灶	SLD 较基线或最低值增加≥20%;非靶病灶进展;出现新发病灶	SLD 较基线或最低值增加≥20%;只计算基线可测量灶,新病灶或非靶病灶不定义为 PD
新病灶	代表 PD	可测量的新病灶加入总肿瘤负荷(SLD);新病灶即代表 PD	新病灶不加入总肿瘤负荷;新病灶即代表 PD	可测量的新病灶加入总肿瘤负荷(SLD);新病灶不用于定义 PD
PD 确认	不需要确认	需要确认,≥4 周后,首次评定的 irPD 继续恶化;新发现的明确 PD;出现另外的新发病灶	需要确认,≥4 周后,靶病灶或非靶病灶大小增加;新病灶增加≥5mm;新的非靶病灶进展;出现另外的新发病灶	需要确认,≥4 周后,若评价为非 PD,则更新为非 PD

注:SLD. 最长直径之和(sum of longest diameters);PD. 疾病进展(progression disease)。

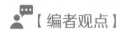【编者观点】

免疫治疗疗效评估能够更加准确地评价肿瘤免疫治疗中患者的疗效反应和生存获益情况，减少由于免疫的非典型缓解模式所导致的误差，一定程度上可避免因过早停药导致部分患者失去治疗机会的情况。但由于目前的临床试验和实践中没有统一的免疫疗效评价标准，同时，免疫的非典型缓解模式发生概率较低，因此，在实践工作中目前仍将 RECIST V1.1 标准作为实体肿瘤疗效评价的主要标准，新提出的免疫疗效评价标准可作为次要指南以参考或补充。

Q 88 如何解读免疫治疗临床试验的研究终点？

在具体的临床研究中，如何选用疗效评价指标、安全性指标，以及生活质量指标，取决于临床研究设计。Ⅰ/Ⅱ期临床研究中，研究者会更加关注安全性指标；在Ⅱ期及Ⅲ期临床研究中，更关注疗效数据，尤其是针对不同药物的临床试验。如靶向药物治疗研究更多将 PFS 设为主要研究终点；免疫治疗将 PFS 和 OS 设为双终点。如果研究者预期新的、探索的治疗方式能为患者带来生活质量的改善，我们也会看到生活质量被纳入次要研究终点。在某些姑息治疗的研究中，生活质量评估可以作为主要研究终点。

由于免疫治疗存在假性进展、起效延迟等特点，PFS 对于免疫治疗的疗效判断有一定局限性，而免疫治疗的长生存效应会给患者带来 OS 获益。OS 与 PFS 双终点设计、优势互补，对接受免疫治疗的患者临床结局的评估更为严谨和全面。因此在免疫治疗的相关研究（如 KEYNOTE-407、KEYNOTE-189 等），均将 PFS 和 OS 都设为主要研究双终点。

值得关注的是，免疫治疗临床研究安全性评估纳入的指标要比传统药物治疗的安全性评估指标多。传统研究主要评估不良事件发生率，特别是 3 级以上不良反应的发生率，有时也会看到治疗相关不良反应发生率。但在免疫治疗的临床研究中，安全性评估指标通常包括治疗相关不良反应和免疫治疗相关不良反应（irAE）等的全面评估，是免疫治疗的特点，在解读临床研究结果时，要引起特别重视。

解读多终点临床研究设计时，评估几个主要终点，其中至少一个具有治疗效果就能确定临床获益。OS 及 PFS 双终点设计属于多终点设计，两个终点达到其一即为研究成功，需要进行多重性调整，可通过分配或者传递 α 值来减少Ⅰ类错误。该错误率通常保持在 0.05（单侧检验为 0.025）。

在传统的化疗及靶向药物治疗试验中,PFS 往往与 OS 存在较强相关性,是较好的替代终点。然而,在免疫治疗相关临床试验中,由于免疫治疗存在延迟起效、长拖尾的特点,PFS 未能很好地预测 OS 的获益。因此,很多免疫治疗临床试验选用 OS 期作为主要研究终点。此外,免疫治疗临床研究较传统药物治疗临床研究而言,安全性评估纳入的指标更多,需要涵盖治疗相关不良反应的评估、免疫治疗相关不良反应(irAE)的评估等。

89　如何判断免疫治疗是否出现超进展或假性进展?

超进展和假性进展均是肿瘤进展的不同模式,其评估方法、定义在不同的研究中的标准不同。一些研究根据 RECIST 评价的肿瘤最大径之和变化来定义超进展,而其他研究根据肿瘤体积的变化来定义。通常将单位时间内肿瘤大小或体积增长超过 1.2~2 倍阈值定义为超进展。在一些研究中,至治疗失败时间 <2 个月也被视为超进展。有研究还将进展速度增加 >2 倍作为诊断标准的一部分。由此可见,短时间内肿瘤负荷的显著增加对判断超进展具有较为关键的价值。不同研究中免疫治疗后超进展的发生率有所不同,为 4%~29%。不同的实体瘤均有超进展的报道,CTLA-4、PD-1 或 PD-L1 单抗治疗均可导致超进展,一线、二线或后线治疗期间均可发生。假性进展其实不是真的进展,只是影像学上表现为病灶在一段时间内的增大,并达到了 RECIST 评价的进展标准。

超进展发生的机制存在多种假说。其中较为关注的是与 M2 型巨噬细胞相关的机制,包括 ICI 通过阻断 PD-1/PD-L1 轴,激活 M2 样 PD-L1$^+$ 细胞,通过原瘤细胞的扩增直接或间接促进肿瘤生长,以及抗 PD-1 的 Fc 受体可通过募集 M2 样细胞促进肿瘤生长。此外,阻断 PD-1/PD-L1 不仅能激活 ILC3,从而通过促瘤白介素增强免疫抑制,还可使得粒系髓源性抑制细胞(gMDSC)通过释放抑制抗肿瘤细胞的代谢物而诱导免疫抑制等。其他机制包括 *MDM2/MDM4* 扩增、*STK11* 突变等,*EGFR* 突变也是机制之一。假性进展的机制与免疫反应期间肿瘤免疫细胞浸润、水肿有关,常见的是区域淋巴结的肿大。

判定肿瘤是否出现超进展,可以从多个角度综合分析。首先,肿瘤是否快速增长需要进行连续的两次评估,免疫治疗前后各一次,肿瘤进展速度增加 >2 倍才可认为是超进展。其次,观察综合患者临床表现,发生超进展的患者的症状、体征是快速恶化的,至治疗失败时间 <2 个月。最后,可通过一些临床、病理、分子特征协助预判超进展。例如头颈部鳞癌患者、老年患者、有多个远处转移病灶(n>2)患者、*EGFR* 突变、*MDM2/MDM4* 基因扩增或染色体 11q13 多个基因扩增的患者(例如 *CCND1*),当然也可以行活检病理证实。对照而言,判定肿瘤是否出现假性进展,一方面可以按照 iRECIST 评估予以临床判断,尤其是针对症状体征并无恶化的患者,4 周后再确认。活检是判定假性进展最有效的方式,但不可能在每个患者中予以实施。

超进展往往代表了患者对免疫治疗的原发性耐药,需要及时停用免疫治疗,更换治疗策略,包括局部治疗和全身联合治疗,目前靶向 M2 型巨噬细胞、Treg 是探索的方向。将来分析超进展的发生机制和寻找相关标志物,对指导患者的后线治疗具有重要的临床意义。假性进展也需要结合临床、活检来综合判断,通常不需要立即调整治疗方案。

参考文献

[1] HERBST R S,GIACCONE G,DE MARINIS F,et al. Atezolizumab for first-line treatment of PD-L1-selected patients with NSCLC. N Engl J Med,2020,383(14):1328-1339.

[2] RECK M,MOK T S K,NISHIO M,et al. Atezolizumab plus bevacizumab and chemotherapy in non-small-cell lung cancer(IMpower150):Key subgroup analyses of patients with EGFR mutations or baseline liver metastases in a randomised,open-label phase 3 trial. Lancet Respir Med,2019,7(5):387-401.

[3] AHN M J,CHO B C,OU X,et al. Osimertinib plus durvalumab in patients with EGFR-mutated,advanced NSCLC:A phase 1b,open-label,multicenter trial. J Thorac Oncol,2022, 17(5):718-723.

[4] LISBERG A,CUMMINGS A,GOLDMAN J W,et al. A phase Ⅱ study of pembrolizumab in EGFR-mutant,PD-L1$^+$,tyrosine kinase inhibitor naïve patients with advanced NSCLC. J Thorac Oncol,2018,13(8):1138-1145.

[5] POWELL S F,RODRÍGUEZ-ABREU D,LANGER C J,et al. Outcomes with pembrolizumab plus platinum-based chemotherapy for patients with NSCLC and stable brain metastases: Pooled analysis of KEYNOTE-021,-189,and -407. J Thorac Oncol,2021,16(11):1883-1892.

[6] LIU C,WANG M,XU C L,et al. Immune checkpoint inhibitor therapy for bone metastases: Specific microenvironment and current situation. J Immunol Res,2021,2021:8970173.

[7] AKINBORO O,VALLEJO J J,MISHRA-KALYANI P S,et al. Outcomes of anti-PD-(L1) therapy in combination with chemotherapy versus immunotherapy(IO)alone for first-line(1L) treatment of advanced non-small cell lung cancer(NSCLC)with PD-L1 score 1%-49%:FDA pooled analysis. J Clin Oncol,2021,39(15_suppl):9001.

[8] BALAR A V,GALSKY M D,ROSENBERG J E,et al. Atezolizumab as first-line treatment in cisplatin-ineligible patients with locally advanced and metastatic urothelial carcinoma:A single-arm,multicentre,phase 2 trial. Lancet,2017,389(10064):67-76.

[9] RZENIEWICZ K,LARKIN J,MENZIES A M,et al. Immunotherapy use outside clinical trial

populations: Never say never? . Ann Oncol,2021,32(7):866-880.

[10] BARROSO-SOUSA R,BARRY W T,GARRIDO-CASTRO A C,et al. Incidence of endocrine dysfunction following the use of different immune checkpoint inhibitor regimens: A systematic review and meta-analysis. JAMA Oncol,2018,4(2):173-182.

[11] REMON J,PASSIGLIA F,AHN M J,et al. Immune checkpoint inhibitors in thoracic malignancies: Review of the existing evidence by an IASLC expert panel and recommendations. J Thorac Oncol,2020,15(6):914-947.

[12] RECK M,RODRÍGUEZ-ABREU D,ROBINSON A G,et al. Pembrolizumab versus chemotherapy for PD-L1-positive non-small-cell lung cancer. N Engl J Med,2016,375(19): 1823-1833.

[13] GANDHI L,RODRÍGUEZ-ABREU D,GADGEEL S,et al. Pembrolizumab plus chemotherapy in metastatic non-small-cell lung cancer. N Engl J Med,2018,378(22): 2078-2092.

[14] XU J M,SHEN J,GU S Z,et al. Camrelizumab in combination with apatinib in patients with advanced hepatocellular carcinoma (RESCUE):A nonrandomized,open-label,phase Ⅱ trial. Clin Cancer Res,2021,27(4):1003-1011.

[15] CORTELLINI A,DI MAIO M,NIGRO O,et al. Differential influence of antibiotic therapy and other medications on oncological outcomes of patients with non-small cell lung cancer treated with first-line pembrolizumab versus cytotoxic chemotherapy. J Immunother Cancer, 2021,9(4):e002421.

[16] ARBOUR K C,MEZQUITA L,LONG N,et al. Impact of baseline steroids on efficacy of programmed cell death-1 and programmed death-ligand 1 blockade in patients with non-small-cell lung cancer. J Clin Oncol,2018,36(28):2872-2878.

[17] JIA X H,CHU X L,JIANG L L,et al. Predicting checkpoint inhibitors pneumonitis in non-small cell lung cancer using a dynamic online hypertension nomogram. Lung Cancer,2022, 170:74-84.

[18] FAJE A T,LAWRENCE D,FLAHERTY K,et al. High-dose glucocorticoids for the treatment of ipilimumab-induced hypophysitis is associated with reduced survival in patients with melanoma. Cancer,2018,124(18):3706-3714.

[19] IORGULESCU J B,GOKHALE P C,SPERANZA M C,et al. Concurrent dexamethasone limits the clinical benefit of immune checkpoint blockade in glioblastoma. Clin Cancer Res, 2021,27(1):276-287.

[20] WILSON B E,ROUTY B,NAGRIAL A,et al. The effect of antibiotics on clinical outcomes

in immune-checkpoint blockade: A systematic review and meta-analysis of observational studies. Cancer Immunol Immunother, 2020, 69(3): 343-354.

[21] LURIENNE L, CERVESI J, DUHALDE L, et al. NSCLC immunotherapy efficacy and antibiotic use: A systematic review and meta-analysis. J Thorac Oncol, 2020, 15(7): 1147-1159.

[22] BAYLE A, KHETTAB M, LUCIBELLO F, et al. Immunogenicity and safety of influenza vaccination in cancer patients receiving checkpoint inhibitors targeting PD-1 or PD-L1. Ann Oncol, 2020, 31(7): 959-961.

[23] KUDERER N M, CHOUEIRI T K, SHAH D P, et al. Clinical impact of COVID-19 on patients with cancer(CCC19): A cohort study. Lancet, 2020, 395(10241): 1907-1918.

[24] LEE L Y, CAZIER J B, ANGELIS V, et al. COVID-19 mortality in patients with cancer on chemotherapy or other anticancer treatments: A prospective cohort study. Lancet, 2020, 395(10241): 1919-1926.

[25] AMY D P B, SHALABI A, FINFTER O, et al. Severe chronic nonlichenoid oral mucositis in pembrolizumab-treated patients: New cases and a review of the literature. Immunotherapy, 2020, 12(11): 777-784.

[26] BRAHMER J R, ABU-SBEIH H, ASCIERTO P A, et al. Society for Immunotherapy of Cancer(SITC) clinical practice guideline on immune checkpoint inhibitor-related adverse events. J Immunother Cancer, 2021, 9(6): e002435.

[27] SCHNEIDER B J, NAIDOO J, SANTOMASSO B D, et al. Management of immune-related adverse events in patients treated with immune checkpoint inhibitor therapy: ASCO guideline update. J Clin Oncol, 2021, 39(36): 4073-4126.

[28] WANG D Y, SALEM J E, COHEN J V, et al. Fatal toxic effects associated with immune checkpoint inhibitors: A systematic review and meta-analysis. JAMA Oncol, 2018, 4(12): 1721-1728.

[29] DOLLADILLE C, EDERHY S, SASSIER M, et al. Immune checkpoint inhibitor rechallenge after immune-related adverse events in patients with cancer. JAMA Oncol, 2020, 6(6): 865-871.

[30] D'ANGELO S P, MAHONEY M R, VAN TINE B A, et al. Nivolumab with or without ipilimumab treatment for metastatic sarcoma(Alliance A091401): Two open-label, non-comparative, randomised, phase 2 trials. Lancet Oncol, 2018, 19(3): 416-426.

[31] KHOJA L, DAY D, WEI-WU CHEN T, et al. Tumour- and class-specific patterns of immune-related adverse events of immune checkpoint inhibitors: A systematic review. Ann

Oncol,2017,28(10):2377-2385.

[32] PATHAK R,KATEL A. Immune checkpoint inhibitor-induced myocarditis with myositis/ myasthenia gravis overlap syndrome:A systematic review of cases. Oncologist,2021,26 (12):1052-1061.

[33] ALLOUCHERY M,LOMBARD T,MARTIN M,et al. Safety of immune checkpoint inhibitor rechallenge after discontinuation for grade ≥2 immune-related adverse events in patients with cancer. J Immunother Cancer,2020,8(2):e001622.

[34] DAVIS E J,SALEM J E,YOUNG A,et al. Hematologic complications of immune checkpoint inhibitors. Oncologist,2019,24(5):584-588.

[35] HONG L Z,NEGRAO M V,DIBAJ S S,et al. Programmed death-ligand 1 heterogeneity and its impact on benefit from immune checkpoint inhibitors in NSCLC. J Thorac Oncol,2020, 15(9):1449-1459.

[36] ESFAHANI K,ELKRIEF A,CALABRESE C,et al. Moving towards personalized treatments of immune-related adverse events. Nat Rev Clin Oncol,2020,17(8):504-515.

[37] VOONG K R,FELICIANO J,BECKER D,et al. Beyond PD-L1 testing-emerging biomarkers for immunotherapy in non-small cell lung cancer. Ann Transl Med,2017,5(18):376.

[38] DUAN J C,CUI L G,ZHAO X C,et al. Use of immunotherapy with programmed cell death 1 vs. programmed cell death ligand 1 inhibitors in patients with cancer:A systematic review and meta-analysis. JAMA Oncology,2020,6(3):375-384.

[39] GANDARA D R,VON PAWEL J,MAZIERES J,et al. Atezolizumab treatment beyond progression in advanced NSCLC:Results from the randomized,phase Ⅲ OAK study. J Thorac Oncol,2018,13(12):1906-1918.

[40] GE X W,ZHANG Z B,ZHANG S J,et al. Immunotherapy beyond progression in patients with advanced non-small cell lung cancer. Transl Lung Cancer Res,2020,9(6):2391-2400.

[41] GARON E B,HELLMANN M D,RIZVI N A,et al. Five-year overall survival for patients with advanced non-small-cell lung cancer treated with pembrolizumab:Results from the phase Ⅰ KEYNOTE-001 study. J Clin Oncol,2019,37(28):2518-2527.

[42] HERBST R S,GARON E B,KIM D W,et al. Five year survival update from KEYNOTE-010: Pembrolizumab versus docetaxel for previously treated,programmed death-ligand 1-positive advanced NSCLC. J Thorac Oncol,2021,16(10):1718-1732.

[43] CARBONE D P,RECK M,PAZ-ARES L,et al. First-line nivolumab in stage Ⅳ or recurrent non-small-cell lung cancer. N Engl J Med,2017,376(25):2415-2426.

[44] GANDARA D R,PAUL S M,KOWANETZ M,et al. Blood-based tumor mutational burden as

a predictor of clinical benefit in non-small-cell lung cancer patients treated with atezolizumab. Nat Med,2018,24(9):1441-1448.

[45] HERBST R S,GARON E B,KIM D W,et al. Long-term outcomes and retreatment among patients with previously treated,programmed death-ligand 1-positive,advanced non-small-cell lung cancer in the KEYNOTE-010 study. J Clin Oncol,2020,38(14):1580-1590.

[46] ALESSI J V,RICCIUTI B,SPURR L F,et al. SMARCA4 and other SWItch/Sucrose Nonfermentable family genomic alterations in NSCLC:Clinicopathologic characteristics and outcomes to immune checkpoint inhibition. J Thorac Oncol,2021,16(7):1176-1187.

[47] MA K,GUO Y,WANG Y,et al. Efficacy of PD-1/PD-L1 immune checkpoint inhibitors for advanced NSCLC according to PD-L1 expression:A meta-analysis. J Thorac Oncol,2021, 16(3_suppl):S583.

[48] DI GIACOMO A M,DANIELLI R,GUIDOBONI M,et al. Therapeutic efficacy of ipilimumab,an anti-CTLA-4 monoclonal antibody,in patients with metastatic melanoma unresponsive to prior systemic treatments:Clinical and immunological evidence from three patient cases. Cancer Immunol Immunother,2009,58(8):1297-1306.

[49] HODI F S,BALLINGER M,LYONS B,et al. Immune-modified response evaluation criteria in solid tumors(imRECIST):Refining guidelines to assess the clinical benefit of cancer immunotherapy. J Clin Oncol,2018,36(9):850-858.